Integrierte Versorgung
bei Borderline-Persönlichkeitsstörungen

Katharina Krog, Marlene Reiner, Nora Surpanu,
Julia Bierbrodt, Ingo Schäfer, Andreas Schindler

Integrierte Versorgung bei Borderline-Persönlichkeitsstörungen

Ein DBT-basierter Praxisleitfaden

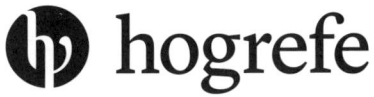

Dipl.-Psych. Katharina Krog, geb. 1985. Seit 2014 Mitarbeiterin und seit 2018 Teil der therapeutischen Leitung der Abteilung Integrierte Versorgung – Borderline in der Klinik für Psychiatrie und Psychotherapie am Universitätsklinikum Hamburg-Eppendorf.

Dipl.-Psych. Marlene Reiner, geb. 1983. Seit 2016 Mitarbeiterin und seit 2018 Teil der therapeutischen Leitung der Abteilung Integrierte Versorgung – Borderline in der Klinik für Psychiatrie und Psychotherapie am Universitätsklinikum Hamburg-Eppendorf.

Mag. rer. nat. Nora Surpanu, geb. 1985. Seit 2017 Mitarbeiterin der Abteilung Integrierte Versorgung – Borderline in der Klinik für Psychiatrie und Psychotherapie am Universitätsklinikum Hamburg-Eppendorf.

Dipl.-Psych. Julia Bierbrodt, geb. 1987. Seit 2016 klinische und wissenschaftliche Tätigkeit in der Integrierten Versorgung – Borderline und Spezialambulanz für Persönlichkeits- und Belastungsstörungen am Universitätsklinikum Hamburg-Eppendorf.

Prof. Dr. med. Ingo Schäfer, MPH, geb. 1971. Seit 2001 Mitarbeiter an der Klinik für Psychiatrie und Psychotherapie des Universitätsklinikums Hamburg-Eppendorf. Seit 2012 Leiter der Ambulanz für Traumafolgestörungen, seit 2016 Leiter des Arbeitsbereiches Suchtmedizin und abhängiges Verhalten. Seit 2017 Direktor des Zentrums für Interdisziplinäre Suchtforschung (ZIS) der Universität Hamburg.

Dr. phil. Andreas Schindler, geb. 1967. Seit 1995 wissenschaftlicher Mitarbeiter, seit 2008 Leiter der Spezialambulanz für Persönlichkeits- und Belastungsstörungen und seit 2014 der Integrierten Versorgung – Borderline am Universitätsklinikum Hamburg-Eppendorf.

Bibliografische Information der Deutschen Nationalbibliothek
Die Deutsche Nationalbibliothek verzeichnet diese Publikation in der Deutschen Nationalbibliografie; detaillierte bibliografische Daten sind im Internet über http://dnb.dnb.de abrufbar.

Das Werk einschließlich aller seiner Teile ist urheberrechtlich geschützt. Jede Verwertung außerhalb der engen Grenzen des Urheberrechtsgesetzes ist ohne Zustimmung des Verlags unzulässig und strafbar. Das gilt insbesondere für Vervielfältigungen, Übersetzungen, Mikroverfilmungen und die Einspeicherung und Verarbeitung in elektronischen Systemen.

Hogrefe Verlag GmbH & Co. KG
Merkelstraße 3
37085 Göttingen
Deutschland
Tel. +49 551 999 50 0
Fax +49 551 999 50 111
info@hogrefe.de
www.hogrefe.de

Umschlagabbildung: © iStock.com by Getty Images / JamesBrey
Illustrationen: Klaus Gehrmann, Freiburg; www.klausgehrmann.net
Satz: Beate Hautsch, Göttingen
Druck: mediaprint solutions GmbH, Paderborn
Printed in Germany
Auf säurefreiem Papier gedruckt

1. Auflage 2021
© 2021 Hogrefe Verlag GmbH & Co. KG, Göttingen
(E-Book-ISBN [PDF] 978-3-8409-2972-4; E-Book-ISBN [EPUB] 978-3-8444-2972-5)
ISBN 978-3-8017-2972-1
http://doi.org/10.1026/02972-000

Inhaltsverzeichnis

Vorwort von Christian Stiglmayr 7

Vorwort von Jürgen Gallinat 9

1	Einleitung	11
2	Borderline-Persönlichkeitsstörungen: Erscheinungsbild und Behandlungsmöglichkeiten	14
2.1	Klinisches Bild und diagnostische Kriterien	14
2.2	Prävalenz, Morbidität und Mortalität	17
2.3	Psychiatrische Komorbidität, somatische und soziale Problembereiche . .	18
2.4	Behandlungsansätze der Borderline-Persönlichkeitsstörung	20
2.5	Derzeitige Behandlungsstrukturen, Inanspruchnahme und Behandlungskosten	21
2.6	Anforderungen an die Behandlungsstrukturen	23
2.7	Erste Erfahrungen mit integrierten Versorgungskonzepten	24
3	Indikation und Strukturen der Integrierten Versorgung Borderline . . .	27
3.1	Indikation	27
3.2	Strukturen der IV-Borderline	28
3.2.1	Das IV-Kernteam	29
3.2.2	Kooperation in der Klinik	31
3.2.3	Vernetzung außerhalb der Klinik	33
3.3	Finanzierung	36
3.4	Qualitätssicherung	37
4	Therapeutisches Konzept	39
4.1	Grundprinzipien der IV-Borderline	39
4.1.1	Die fünf Säulen der DBT	40
4.1.2	DBT-Grundannahmen	42
4.1.3	Beziehungsgestaltung	45
4.1.4	Ressourcenorientierung	48
4.2	Zugang und Kontaktaufnahme	51

4.3	Therapieeingangsphase	55
4.3.1	Diagnostik	59
4.3.2	Biografische Anamnese	59
4.3.3	Commitmentarbeit	62
4.3.4	Entwicklung des individuellen Störungsmodells	67
4.3.5	Therapieziele	67
4.3.6	Lebensvertrag	72
4.3.7	Behandlungsvertrag	74
4.3.8	Teamvorstellung	79
4.4	Behandlungsstränge	82
4.4.1	Status IV-Therapie	83
4.4.2	Status IV-Basis	84
4.4.3	Bilanzgespräche	86
4.5	Bausteine im therapeutischen Prozess	87
4.5.1	Wochenprotokoll	88
4.5.2	Verhaltensanalysen	90
4.6	Telefoncoaching	93
4.7	Krisenmanagement	94
4.8	Umgang mit schwierigen Therapiesituationen	103
4.9	Gruppenangebote	110
4.10	Aufsuchende Arbeit	120
4.11	Sozialpädagogische Unterstützung	122
4.12	Angehörigenarbeit	125
4.13	Psychopharmakotherapie	127
4.14	Komorbide Störungen	129
4.14.1	Affektive Störungen	130
4.14.2	Substanzmissbrauch und -abhängigkeit	132
4.14.3	Posttraumatische Belastungsstörung	134
4.14.4	Essstörungen	135
4.14.5	Psychotische Störungen	137
5	**Fallbeispiel – Therapieverlauf im Überblick**	**140**
Literatur		**143**
Anhang		**155**
	Übersicht über die Materialien auf der CD-ROM	157

CD-ROM

Die CD-ROM enthält PDF-Dateien aller Materialien, die bei der Durchführung der Interventionen verwendet werden können. Die PDF-Dateien können mit dem Programm Acrobat® Reader (eine kostenlose Version ist unter www.adobe.com/products/acrobat erhältlich) gelesen und ausgedruckt werden.

Vorwort

Ein halbes Jahr, bevor ich um ein kurzes Geleitwort angefragt wurde, hatte ich die Gelegenheit, das IV-Projekt am Universitätsklinikum Hamburg-Eppendorf (UKE) im Rahmen einer DBT-spezifischen Supervision kennenzulernen. Ich war und bin begeistert von dem Enthusiasmus und der Expertise des Teams, dessen Herzlichkeit und Klarheit. Allen Widerständen und Bedenken zum Trotz wurde unter Leitung von Andreas Schindler ein Projekt auf den Weg gebracht, an welches sich nur die wenigsten ärztlichen und psychologischen Kollegen herangetraut hätten – ein Projekt, welches für die Versorgung von Borderline-Patienten so dringend benötigt wird.

Von 2007 bis 2010 wurde in Berlin die Borderline-Versorgungsstudie (BBV) durchgeführt (Stiglmayr et al., 2014). Ziel der Studie war die Evaluation der unter normalen Versorgungsbedingungen durchgeführten ambulanten DBT in Rahmen eines bestehenden ambulanten Borderline-Netzwerkes. Im Vorfeld unterhielt ich mich mit Marsha Linehan im Rahmen eines Kongressbesuches von ihr in Berlin, welche Therapiebausteine von uns angeboten werden müssten, damit sie unser ambulantes Angebot noch als DBT bezeichnen würde. Wir hielten eine ambulante Einzeltherapie, Skills-Training, Telefonkontakte sowie Supervision genauso vor wie die Möglichkeit für stationäre Kriseninterventionen. Leider war das Marsha Linehan nicht genug. Erst wenn wir zusätzlich ein wöchentliches Konsultationsteam anbieten würden, könnten wir mit ihrem Segen rechnen. Ich weiß noch, wie verzweifelt ich war, würden Konsultationsteams – es treffen sich 2 bis 5 ambulante Therapeuten wöchentlich, um zum einen die Qualität der angebotenen DBT sicherzustellen und zum anderen gemeinsam die Behandlung durchzuführen – den ambulanten Kolleginnen und Kollegen doch mindestens 300 Euro an wöchentlichem Verdienstausfall bescheren (An- und Abfahrt sowie eine Zeitstunde Konsultationsteam). Wider Erwarten entschieden sich jedoch die meisten Kolleginnen und Kollegen, Konsultationsteams zu gründen und daran regelmäßig teilzunehmen. Die Ergebnisse der Studie belegten die hohe Effektivität ambulanter DBT; nach einem Jahr DBT erfüllten nur noch 23 % der eingeschlossenen Patientinnen und Patienten die Kriterien einer BPS. Die Kosten für stationäre Aufenthalte konnten halbiert werden; direkte und indirekte Kosten zusammengenommen können mit jedem ambulant investierten Euro zwei Euro der durch die Folgen der Borderline-Störung verursachten Kosten eingespart werden. Und schließlich zeigte sich, dass die regelmäßige Teilnahme an einem Konsultationsteam zu signifikant weniger Therapieabbrüchen führte und die Zufriedenheit und Belastungsfähigkeit der Therapeuten beträchtlich zunahm. Trotz des nicht unerheblichen zeitlichen wie auch finanziellen Aufwands haben die Konsultationsteams bis heute in Berlin Bestand – und das hätten sie sicherlich nicht, wenn sie nicht als so produktiv für die Behandlung wie auch für sich selbst empfunden werden würden.

Die Ergebnisse der BBV-Studie zeigen, wie sinnvoll und effektiv eine gute ambulante Versorgung für Borderline-Patienten ist. Bislang konnte keine Studie belegen, dass eine deutlich kostenintensivere stationäre oder teilstationäre Behandlung der ambulanten Behandlung von Borderline-Patienten überlegen ist – was die Prüfung des Einzelfalls selbstverständlich keinesfalls ausschließt. Studien konnten aber sehr wohl zeigen, dass in Abhängigkeit vom Schweregrad der Störung die Notwendigkeit von angeeignetem Fachwissen wie auch Teamarbeit und Supervision zunimmt. Leider mangelt es allerdings bislang an gut fortgebildeten Kolleginnen und Kollegen, die sich einer solchen Behandlung stellen und auch einmal die üblichen Versorgungssettings verlassen. Obwohl auch für die ambulanten Therapeuten gelten sollte, sich zuallererst um Patienten zu kümmern, die als so schwer krank und damit so schwer behandelbar gelten. Vor allem aus diesem Grund verbringen Borderline-Patienten nach wie vor durchschnittlich 50 Tage im Jahr stationär.

Der Mut und die Innovationskraft der Initiatoren, Mitarbeiter und Unterstützer des IV-Projektes am Universitätsklinikum Hamburg-Eppendorf (UKE) kann daher nicht hoch genug geschätzt werden. Sie beschreiben neue Pfade, trauen sich, wo andere stehen bleiben. Ich bin mir über den Erfolg des IV-Projektes Borderline am Standort UKE sicher und wünsche dem Projekt und der psychotherapeutischen Versorgung von Borderline-Patienten in Deutschland (und darüber hinaus), dass es viele Nachahmer finden möge.

Berlin, Juli 2020

PD Dr. Christan Stiglmayr
(Leiter der AWP-Berlin)

Vorwort

Die Therapie und Versorgung der Borderline-Persönlichkeitsstörung ist eine der großen Aufgaben im Versorgungssystem für psychische Störungen. Hierbei ist ein zentraler Aspekt, dass ca. ein Drittel der Betroffenen zu den sogenannten schweren psychischen Erkrankungen (severe mental illness, SMI) gezählt wird. Dies beinhaltet neben einer deutlichen Psychopathologie vor allem eine anhaltende und schwere Beeinträchtigung des psychosozialen Funktionsniveaus. Darüber hinaus findet sich bei diesen Patienten eine hohe Inanspruchnahme des Gesundheitssystems. Nach wie vor gelten Betroffene als Herausforderung sowohl in klinisch-stationären Settings als auch im ambulanten Versorgungssystem. Erschwerende Faktoren sind häufige Suizidalität, Selbstschädigung mit der Notwendigkeit medizinischer Intervention und herausforderndes Verhalten. Ganz wesentlich ist die hohe Abbruchquote in der Therapie mit steigender Gefahr aus dem Gesundheitssystem herauszufallen mit weiteren negativen Konsequenzen für den Krankheitsverlauf, das Funktionsniveau und die gesellschaftliche Integration. Darüber hinaus ist wie bei fast allen schweren psychischen Störungen die Komorbidität für weitere psychische Störungen und vor allem für weitere somatische Erkrankungen besonders hoch, sodass sich die Behandlung in der Gesamtkonstellation noch schwieriger gestaltet. Hier passt für viele Betroffene unser Versorgungssystem nicht zu ihrer bestehenden Situation.

Das Hamburger Konzept der IV-Borderline ist auf die Behandlung von Patienten mit Borderline-Persönlichkeitsstörung zugeschnitten, die die Kriterien für eine schwere psychische Erkrankung erfüllen und im üblichen Versorgungssystem stationär behandelt werden würden. Hierbei wäre jedoch bei relativ vielen Patienten die Hürde für ein ausdifferenziertes stationäres DBT-Programm zu hoch. Damit ist mit der IV ein wichtiges und neues Behandlungsinstrumentarium entstanden. Die IV betont und gewichtet die vernetzte Behandlungs- und Behandlerstruktur bei einer klaren Rollenverteilung und Verantwortlichkeit. Dies wird durch das IV-Kernteam geleistet, welches die zentralen Elemente der DBT anwendet und darüber hinaus Pharmakotherapie, sozialpädagogische Unterstützung, Krisenintervention etc. organisiert. Dies geschieht, indem explizit die Kooperationspartner in der Klinik (Stationen, Notaufnahme, Ambulanzen) sowie im ambulanten Sektor (Psychiater, Psychotherapeuten, Betreuer) einbezogen werden. Die hier zur Anwendung kommenden Prinzipien sind ganz wesentlich aus den Erfahrungen der am UKE entwickelten innovativen Versorgungsmodellen, wie z. B. dem Hamburger Modell für integrierte Versorgung von Psychosen, der mobilen Akutversorgung (crisis resolution) und der gestuften, schweregradabhängigen und koordinierten Versorgung von psychischen Störungen (RECOVER), entstanden.

Ganz wesentliche Grundprinzipien des Kernteams sind die Zusammensetzung aus Experten für die Erkrankung, die bedürfnisangepasste Häufigkeit und Intensität der Behandlung, ein doppeltes Bezugstherapeutensystem, eine Verantwortungsübernahme durch das ganze Team, ein Case Management mit Einbezug der Mitbehandler sowie die langfristige Ausrichtung der Behandlung bei hoher personeller Kontinuität und Verlässlichkeit. Zusätzlich gibt es in diesem Behandlungsmodell besondere Elemente wie beispielsweise das Telefoncoaching, um vor dem Auftreten von Krisen die Anwendung bisher gelernter hilfreicher Strategien zu fördern. Darüber hinaus hat die IV prinzipbedingt einige Vorteile, wie z. B. die Möglichkeiten erwünschte psychosoziale Kontakte aufrechtzuerhalten, bisher hilfreiche Versorgungsstrukturen weiter einzubeziehen und die Fortführung oder das Wiedereintreten in die Arbeit zu ermöglichen. Die IV-Borderline hat hier das Potenzial als neue Versorgungform die fehlende Passung zwischen dem Bedarf von schwerkranken Betroffenen und dem bisherigen Angebot deutlich zu lindern.

Hamburg, August 2020

Prof. Dr. med. Jürgen Gallinat
(Direktor der Klinik und Poliklinik
für Psychiatrie und Psychotherapie
am Universitätsklinikum Hamburg-Eppendorf)

1 Einleitung

„Borderline-Therapie alleine zu machen, ist grob fahrlässig."
(Marsha Linehan)

Die Borderline-Persönlichkeitsstörung (BPS) ist eine komplexe und schwerwiegende psychische Störung, die für die Betroffenen und ihre Angehörigen oft kaum zu ertragen ist. Erfreulicherweise liegt inzwischen eine Reihe evidenzbasierter Ansätze zu deren Behandlung vor. Leider sind aber die Behandlungsstrukturen in Deutschland nach wie vor so unzureichend, dass bei Weitem nicht alle Betroffenen davon profitieren. Vor allem fehlen tragfähige Strukturen für die ambulante Behandlung. Die bisher dafür vorgehaltenen Angebote bestehen aus psychiatrischen Institutsambulanzen, niedergelassenen Psychotherapeutinnen[1] und an einigen Orten auch therapeutischen Netzwerken. Letztere stellen einen vielversprechenden Ansatz dar, sind aber bisher nur in einigen Städten verfügbar (Stiglmayr & Gunia, 2017). Niedergelassene Psychotherapeutinnen, die nicht in ein funktionierendes Netzwerk eingebunden sind, sind strukturell kaum in der Lage, die typischen Krisen von Borderline-Patientinnen aufzufangen. Den Institutsambulanzen dagegen sind aus Kostengründen zeitintensivere Behandlungen kaum möglich. Dieser Mangel an hinreichend „krisenfesten" ambulanten Angeboten führt immer wieder zu stationären Krisenaufenthalten. Dass der Großteil, der in Deutschland für die Behandlung der BPS aufgewendeten Finanzmittel in solche Kriseninterventionen fließt, zeigt die Tragweite dieses Problems.

Obwohl Hamburg-Eppendorf zu den psychotherapeutisch und psychiatrisch im Vergleich sehr gut versorgten Regionen gehört, und obwohl das dortige Universitätsklinikum (UKE) bereits seit langem eine störungsspezifische Station und Ambulanz vorhält, stellte sich die Lage hier nicht besser dar. Auch hier waren wir immer wieder mit dem Problem konfrontiert, unseren Patientinnen nach oder anstelle einer stationären Behandlung keine tragfähige ambulante Behandlung anbieten zu können. Wir machten uns daher auf die Suche nach einer möglichst ambulanten, hinreichend intensiven, langfristig und kontinuierlich angelegten und auch für

---

1 Zur besseren Lesbarkeit verwenden wir im Text die weibliche Form als Verallgemeinerung für männliche, weibliche und nicht binär definierte Personen.

schwer kranke Patientinnen mit wiederkehrenden Krisen geeigneten Struktur. Fündig wurden wir beim Hamburger Modell der Integrierten Versorgung für Psychose-Patientinnen. Dieses positiv evaluierte und von den Patientinnen gut angenommene Modell bestand am UKE bereits seit einigen Jahren. Es entstand die Idee, auf Basis dieser Strukturen eine störungsspezifische Integrierte Versorgung für Borderline-Patientinnen zu entwickeln. Der vorliegende Praxisleitfaden ist das Ergebnis von sechs Jahren intensiver Entwicklungsarbeit (Schindler et al., 2016, 2017).

Das Hamburger Modell der *Integrierten Versorgung – Borderline (IV-Borderline)* sieht eine störungsspezifische, multimodale Behandlung vor, die darauf abzielt, die Fähigkeit zur Selbstregulation der Patientinnen zu stärken und die Dauer und Häufigkeit stationärer Kriseninterventionen zu reduzieren. Dieses Behandlungsangebot wird durch ein ambulantes IV-Team getragen, das in einem psychiatrischen Krankenhaus mit regionalem Versorgungsauftrag arbeitet und auf dessen Strukturen zurückgreifen kann. Personell besteht dieses IV-Team aus störungsspezifisch geschulten Psychotherapeutinnen, Ärztinnen und Sozialpädagoginnen. Finanziert wird das Modell über pauschalisierte Direktverträge mit den beteiligten Krankenkassen nach §140 SGB V.

Um in diesen Strukturen Borderline-Patientinnen behandeln zu können, ist ein störungsspezifisches, evidenzbasiertes Therapiekonzept nötig. Es existieren mittlerweile mit der Dialektisch-Behavioralen Therapie (DBT), der Schematherapie, der Mentalisierungsbasierten (MBT) und der Übertragungsfokussierten Therapie (TFP) vier solcher Konzepte. Wir haben uns bei der Konzeption der IV-Borderline für die DBT entschieden. Sie hat von diesen vier Ansätzen die robusteste Evidenz. Sie eignet sich mit ihrer zugleich akzeptierenden und veränderungsorientierten Haltung und ihren klaren Rahmenbedingungen gut für die Arbeit mit schwer kranken Patientinnen. Zudem ist sie der am weitesten verbreitete Ansatz, was die Kooperation erleichtert. Hierbei war für uns vor allem relevant, dass die Borderline-Stationen unserer Klinik nach diesem Konzept arbeiten und DBT-Netzwerke innerhalb und außerhalb der Klinik existieren. Besonders attraktiv macht die DBT aber ihr starker Fokus auf die Zusammenarbeit im Team (Sayrs & Linehan, 2019). Damit wird das IV-Team gleichzeitig zum DBT-Team. Der IV-Hintergrund gibt dabei die interdisziplinäre Struktur vor, die DBT die inhaltliche Ausrichtung der Teamarbeit.

Damit ist dieses Buch auch ein Praxisleitfaden zur DBT, der deren Umsetzung unter den spezifischen Rahmenbedingungen der Integrierten Versorgung beschreibt. Dabei greifen wir auf die umfangreiche Literatur zur DBT zurück. Vor allem auf die grundlegenden Arbeiten von Marsha Linehan (Linehan, 1996; Linehan, Barone & Maffei, 2015), die mit ihrem Team die DBT als ambulante Behandlung im Rahmen des US-amerikanischen Gesundheitssystems entwickelt hat. Deutschsprachige Grundlagen sind für uns vor allem das umfassende Manual von Bohus und Wolf (Bohus & Wolf-Arehult, 2018) und das Manual für die ambulante

Behandlung in einem therapeutischen Netzwerk von Stiglmayr und Gunia (Stiglmayr & Gunia, 2017). Obwohl die Inhalte dieser Bücher unser zentrales Handwerkszeug sind, haben wir uns bemüht, nicht noch einmal zu wiederholen, was hier bereits hervorragend beschrieben ist. Stattdessen verweisen wir ausdrücklich auf diese Werke und stellen in diesem Band vor allem die Aspekte dar, die für die Arbeit in integrierten Versorgungsstrukturen wichtig sind. Dabei ist viel von Rahmenbedingungen, Absprachen und Regeln die Rede, die notwendig sind, um Borderline-Betroffene ins therapeutische „Boot" zu holen. Wir hoffen, es wird dennoch deutlich, wie viel Freude es macht, mit diesen Patientinnen zu arbeiten.

Das vorliegende Buch beschreibt in Kapitel 2 zunächst die verschiedenen Aspekte der BPS, ihre Prävalenzen, Komorbiditäten und die derzeitigen Behandlungsstrukturen in Deutschland. Es geht auf die vorhandenen evidenzbasierten Behandlungsansätze ein und beschreibt die Anforderungen an entsprechende Behandlungsstrukturen. Kapitel 3 beschreibt die Indikationskriterien und Strukturen der IV-Borderline mit dem IV-Kernteam, der Anbindung an die Gesamtklinik sowie der Kooperation mit externen Partnern und Kostenträgern. Kapitel 4 stellt das therapeutische Konzept der IV-Borderline mit seinen Grundprinzipien, Abläufen und Behandlungsbausteinen dar. Zur Illustration arbeiten wir mit einem Fallbeispiel – „Frau Sample" wird Ihnen im Buch immer wieder begegnen. Unsere Arbeitsmaterialien sind im Text bereits von „Frau Sample" bearbeitet. Blankoversionen für die eigene Arbeit finden sich auf der beiliegenden CD-ROM.

Wir hoffen, in diesem Praxisleitfaden zeigen zu können, wie das Konzept der IV-Borderline funktioniert. Erste Daten zu seiner Wirksamkeit aus der parallel laufenden Evaluation sind vielversprechend. Wir denken, dass wir ein Modell zur Verfügung stellen, das die Behandlungsmöglichkeiten für Borderline-Betroffene in Deutschland verbessern kann. Wir würden uns freuen, wenn wir dazu anregen könnten, derartige Strukturen auch andernorts zu implementieren.

Danksagung

Wir danken unseren Patientinnen, von denen wir täglich Neues lernen, all denen, deren Konzepte zur Behandlung der BPS wir nutzen, all denen, die das Hamburger Modell der Integrierten Versorgung entwickelt haben, auf dem die IV-Borderline aufbaut, unseren Kolleginnen in der Klinik, ohne deren Kooperation das Konzept nicht umsetzbar wäre, den Krankenkassen, die sich mit uns auf diesen neuen Ansatz eingelassen haben und dem Hogrefe Verlag sowie Frau Susanne Weidinger, die uns bei dem Projekt mit Rat und Tat zur Seite stand.

Hamburg, August 2020　　　　　K. Krog, M. Reiner, N. Surpanu, J. Bierbrodt,
I. Schäfer und A. Schindler

2 Borderline-Persönlichkeitsstörungen: Erscheinungsbild und Behandlungsmöglichkeiten

Als Grundlage für die Einführung des Konzeptes der Integrierten Versorgung-Borderline sollen im nachfolgenden Kapitel zunächst das klinische Erscheinungsbild sowie die diagnostischen Kriterien für die BPS beschrieben werden. Im weiteren Verlauf wird ein Überblick über das Vorkommen, Komorbiditäten und wichtige Problembereiche gegeben. Abschließend werden in diesem Kapitel die aktuell evidenzbasierten Behandlungskonzepte sowie Rahmenstrukturen erläutert und ein Überblick über erste Erfahrungen mit Integrierten Versorgungskonzepten gegeben.

2.1 Klinisches Bild und diagnostische Kriterien

Die Borderline Persönlichkeitsstörung (BPS) zeichnet sich durch ein komplexes, tiefgreifendes Muster von Instabilität und Dysregulation in den drei Kerndimensionen Beziehungen, Verhalten sowie Emotionen aus (Andión et al., 2011; American Psychiatric Association, 2013; Sanislow et al., 2002). Neben den in den Diagnosekriterien festgelegten Symptomen prägen Zustände hoher Anspannung sowie ein negatives Selbstbild das klinische Erscheinungsbild (Stiglmayr, Grathwol & Linehan 2005; Vater, Schröder-Abé, Weißgerber, Roepke & Schütz, 2015).

In der aktuellen Auflage des „Diagnostic and Statistical Manual of Mental Disorders" (DSM-5) wird die BPS mit folgenden Kriterien definiert (APA, 2013; APA/Falkai et al., 2018):

Diagnostische Kriterien der Borderline-Persönlichkeitsstörung nach DSM-5[2]

Ein tiefgreifendes Muster von Instabilität in zwischenmenschlichen Beziehungen, im Selbstbild und in den Affekten sowie von deutlicher Impulsivität. Der Beginn liegt im frühen Erwachsenenalter und das Muster zeigt sich in verschiedenen Situationen. Mindestens fünf der folgenden Kriterien müssen erfüllt sein:

1. Verzweifeltes Bemühen, tatsächliches oder vermutetes Verlassenwerden zu vermeiden. (*Beachte:* Hier werden keine suizidalen oder selbstverletzenden Handlungen berücksichtigt, die in Kriterium 5 enthalten sind.)
2. Ein Muster instabiler und intensiver zwischenmenschlicher Beziehungen, das durch einen Wechsel zwischen den Extremen der Idealisierung und Entwertung gekennzeichnet ist.
3. Identitätsstörung: ausgeprägte und andauernde Instabilität des Selbstbildes oder der Selbstwahrnehmung.
4. Impulsivität in mindestens zwei potenziell selbstschädigenden Bereichen (Geldausgaben, Sexualität, Substanzmissbrauch, rücksichtsloses Fahren, „Essanfälle"). (*Beachte:* Hier werden keine suizidalen oder selbstverletzenden Handlungen berücksichtigt, die in Kriterium 5 enthalten sind.)
5. Wiederholte suizidale Handlungen, Selbstmordandeutungen oder -drohungen oder Selbstverletzungsverhalten.
6. Affektive Instabilität infolge einer ausgeprägten Reaktivität der Stimmung (z. B. hochgradige episodische Dysphorie, Reizbarkeit oder Angst, wobei diese Verstimmungen gewöhnlich einige Stunden und nur selten mehr als einige Tage andauern).
7. Chronische Gefühle von Leere.
8. Unangemessene, heftige Wut oder Schwierigkeiten, die Wut zu kontrollieren (z. B. häufige Wutausbrüche, andauernde Wut, wiederholte körperliche Auseinandersetzungen).
9. Vorübergehende, durch Belastungen ausgelöste paranoide Vorstellungen oder schwere dissoziative Symptome.

Eine alternative, überarbeitete Konzeption von Persönlichkeitsstörungen wird in einem Zusatzkapitel des DSM-5 angeboten; im hier vorgeschlagenen „Hybridmodell" wird auf die ursprüngliche kategoriale zugunsten einer kategorial-dimensionalen Klassifikation verzichtet. Das Modell bedarf vor der Ablösung des aktuellen Konzeptes noch weiterer Forschung (Herpertz, 2011; Morey, Benson, Busch & Skodol, 2015).

---

[2] Abdruck erfolgt mit Genehmigung aus der deutschen Ausgabe des Diagnostic and Statistical Manual of Mental Disorders, Fifth Edition © 2013, Dt. Ausgabe: © 2018, American Psychiatric Association. Alle Rechte vorbehalten.

In der 10. „Auflage des International Statistical Classification of Diseases and Related Health Problems" (Dilling, Mombour & Schmidt, 2015; World Health Organization, 1993) wird die BPS als Emotional-instabile Persönlichkeitsstörung – Borderline-Typus bezeichnet. Daneben wird noch eine weitere Variante des Krankheitsbildes aufgeführt – beim impulsiven Subtypus steht die Störung der Impulskontrolle mit Neigung zu gewalttätigem und bedrohlichem Verhalten im klinischen Vordergrund.

Kriterienkatalog der Emotional-instabilen Persönlichkeitsstörung gemäß ICD-10 (F60.3)

Eine Persönlichkeitsstörung mit deutlicher Tendenz, impulsiv zu handeln ohne Berücksichtigung von Konsequenzen, und mit wechselnder, instabiler Stimmung. Die Fähigkeit, vorauszuplanen, ist gering, und Ausbrüche intensiven Ärgers können oft zu explosiblem Verhalten führen; dieses Verhalten wird leicht ausgelöst, wenn von Anderen impulsive Handlungen kritisiert oder behindert werden. Zwei Erscheinungsformen dieser Persönlichkeitsstörung können näher beschrieben werden, bei beiden findet sich Impulsivität und mangelnde Selbstkontrolle.

Ausschluss:
- dissoziale Persönlichkeit(sstörung) F60.2

F60.30 impulsiver Typ

Die wesentlichen Charakterzüge sind emotionale Instabilität und mangelnde Impulskontrolle. Ausbrüche von gewalttätigem und bedrohlichem Verhalten sind häufig, vor allem bei Kritik durch andere.

Dazugehörige Begriffe:
- aggressive Persönlichkeit(sstörung)
- reizbare (explosible) Persönlichkeit(sstörung)

F60.31 Borderline-Typ

Einige Kennzeichen emotionaler Instabilität sind vorhanden, zusätzlich sind oft das eigene Selbstbild, Ziele und „innere Präferenzen" (einschließlich der sexuellen) unklar und gestört. Meist besteht ein chronisches Gefühl innerer Leere. Die Neigung zu intensiven, aber unbeständigen Beziehungen kann zu wiederholten emotionalen Krisen führen mit übermäßigen Anstrengungen, nicht verlassen zu werden, und mit Suizidandrohungen oder selbstschädigenden Handlungen (diese können auch ohne deutliche Auslöser vorkommen).

Dazugehöriger Begriff:
- Borderline Persönlichkeit(sstörung)

In der in Kürze auf Deutsch erscheinenden 11. Auflage der ICD wird, angepasst an das DSM-5, die aktuell rein kategoriale Diagnostik in ein vorwiegend dimensionales Modell überführt und das Zeitkriterium geändert werden. So kann zukünftig eine BPS diagnostiziert werden, wenn die Beschwerden seit mindestens zwei Jahren bestehen – nicht mehr wie ursprünglich angenommen bei spätestem Beginn im frühen Erwachsenenalter. Es ist zurzeit noch schwer absehbar, wie sich die Diagnostik der Persönlichkeitsstörungen entwickeln wird.

2.2 Prävalenz, Morbidität und Mortalität

Für die BPS wird eine Punkt-Prävalenz von 0,8 bis 2% angegeben, die Lebenszeitprävalenz liegt deutlich höher bei 2,7 bis 5,9% (Grant et al., 2008; Tomko, Trull, Wood & Sher, 2014). Aktuell leiden demnach konservativ geschätzt etwa 662.000 der knapp 83 Millionen Bundesbürgerinnen an einer Borderline-Störung. Ausgehend von Daten in Italien erfüllt ein Drittel dieser Betroffenen die Kriterien einer „schweren psychischen Erkrankung" mit einer besonders ausgeprägten Beeinträchtigung des psychosozialen Funktionsniveau und hohen Inanspruchnahme des Versorgungssystems (Lora, Bezzi & Erlicher, 2007). Entgegen der langen vorherrschenden Meinung, dass die BPS generell einen chronischen Verlauf mit wenig Aussicht auf Verbesserung nehme, zeigen langfristig angelegte Verlaufsstudien eindeutig günstigere Verläufe mit hohen Remissionsraten. Über einen Verlauf von zwei Jahren remittieren 45%, über einen Zeitraum von 10 Jahren sogar 85% der untersuchten Patientinnen (d.h. sie erfüllten innerhalb der letzten 12 Monate nicht mehr als zwei diagnostische Kriterien der BPS). Die Rückfallraten zeigen sich ebenfalls als erstaunlich gering – so erkrankten etwa 11% der einst Remittierten innerhalb des Untersuchungszeitraumes erneut, was deutlich unter den Raten depressiver Störungen und anderer Persönlichkeitsstörungen lag (Gunderson et al., 2011). Bei genauerem Blick auf die Symptomatik zeigt sich, dass sich vor allem Symptome wie Stimmungsschwankungen, Argwohn, schwere Störungen der Identität, impulsives, selbstschädigendes Verhalten wie Substanzmissbrauch, Promiskuität, Selbstverletzungen, Suizidversuche und stürmische Beziehungen mit den Jahren und entsprechender Behandlung beruhigen. Bei aller Verbesserung bleiben jedoch häufig deutliche Einschränkungen der Lebensgestaltung und chronische Gefühle der Depression, Wert- und Hoffnungslosigkeit, Verlustängste und Einsamkeitsgefühle zurück (Zanarini et al., 2007). Trotz Verbesserung der Psychopathologie auf klinischer Ebene bleibt das soziale und berufliche Funktionsniveau häufig weiter stark beeinträchtigt (Gunderson et al., 2011). Die Betroffenen sind den Bedingungen des ersten Arbeitsmarktes dann langfristig nicht oder nur eingeschränkt gewachsen; nur eine von vier Betroffenen ist in Vollzeit berufstätig und viele werden berentet, leben von Arbeitslosengeld oder der Grundsicherung. Bei den meisten Betroffenen spielt Suizidalität im

Verlauf immer wieder eine Rolle, was mitunter ein Grund ist, warum sich viele ambulante Behandlerinnen scheuen, gerade schwer kranke Betroffene im regulären therapeutischen Einzelsetting zu betreuen. Es werden sehr hohe Suizidraten von bis zu 10 % berichtet, wobei Suizidandrohungen und -versuche vor allem bei jüngeren Patientinnen mit zusätzlichen Komorbiditäten wie Traumafolgestörungen und Substanzmissbrauch noch deutlich häufiger sind (Lieb, Zanarini, Schmahl, Linehan & Bohus, 2004).

2.3 Psychiatrische Komorbidität, somatische und soziale Problembereiche

Ein Großteil der Betroffenen leidet in ihrem Leben neben der BPS noch an weiteren psychiatrischen Erkrankungen. Die häufigsten Komorbiditäten sind laut der „Collaborative Longitudinal Personality Disorders Study" Depressionen (70,9 %), Drogenmissbrauch oder -abhängigkeit (53,1 %), Alkoholmissbrauch oder -abhängigkeit (52,0 %), Posttraumatische Belastungsstörungen (46,9 %), Panikstörungen (33,7 %) sowie Generalisierte Angststörungen und nicht näher bezeichnete Essstörungen (jeweils 21,7 %). Die häufigste komorbide Persönlichkeitsstörung ist mit 25,7 % die ängstlich-vermeidende Persönlichkeitsstörung (McGlashan et al., 2000). Frauen zeigen häufiger Essstörungen, Depressionen und Angststörungen, wohingegen Männer eine erhöhte Wahrscheinlichkeit für dissoziale oder narzisstische Persönlichkeitszüge aufweisen (Silberschmidt, Lee, Zanarini & Schulz, 2015). Die genannten Komorbiditäten erhöhen den ohnehin großen Leidensdruck und verkomplizieren Behandlungsverläufe (Zanarini, Frankenbourg, Hennen, Reich & Silk, 2004), so steigern vor allem begleitend auftretende Depressionen und Substanzmissbrauch die Wahrscheinlichkeit für Suizidversuche (Yen et al., 2003). Aufgrund der besonderen Herausforderung für die Behandlung wird hierauf genauer im Kapitel 4.14 eingegangen.

Neben den psychiatrischen Komorbiditäten sind somatische Begleiterkrankungen keine Seltenheit und sollten bei einem umfassenden Case Management unbedingt mit berücksichtigt werden (Frankenburg & Zanarini, 2004). Ein niedriger Selbstwert und Selbsthass können eine mangelnde Selbst- und Gesundheitsfürsorge begünstigen. Defizite der Emotionsregulation äußern sich häufig durch exzessiven Substanzkonsum (Alkohol, Drogen, Medikamente, Nikotin), Selbstverletzungen und Hochrisikoverhalten, welche körperliche Folgeschäden und Erkrankungen fördern (Gratz et al., 2016). So kann bei Borderline-Betroffenen ein vermehrtes Risiko festgestellt werden, an Rückenschmerzen, Diabetes, Arthrose und Inkontinenz zu erkranken (Frankenburg & Zanarini, 2004; Keuroghlian, Frankenburg & Zanarini, 2013). Weiter sind chronische Schmerzen häufig (Reynolds & Tragesser, 2019). Durch Essanfälle und eine ungesunde Ernährung besteht weiter eine erhöhte Wahrscheinlichkeit für Übergewicht, welches erhöhte Blutfettwerte und die Entwicklung langfristiger kardiovaskulärer Krankheiten wie Bluthochdruck begünstigt (Gerlach, Loeber & Herpertz, 2016).

Durch die beschriebene Symptomatik entstehen für die Betroffenen zahlreiche psychosoziale Probleme, welche die Lebensqualität in unterschiedlichsten Bereichen massiv beeinträchtigen (Cramer, Torgersen & Kringlen, 2006). Aufgrund der Neigung zu intensivem Bindungsverhalten mit häufig wechselnder Idealisierung und Abwertung, einer Tendenz zu impulsiven Beziehungsabbrüchen und einer erhöhten Zurückweisungssensitivität (Bungert et al., 2015) sowie verstärktem Ausgrenzungserleben (Weinbrecht, Niedeggen, Roepke & Renneberg, 2018) weisen die Betroffenen häufig stark belastete soziale Beziehungen auf, was sich sowohl in Freundschaften, Partnerschaften als auch der Familie manifestiert (IsHak et al., 2013). Durch frühe biografische Erfahrungen wie Traumatisierungen durch Bezugspersonen, emotionalen Missbrauch oder Vernachlässigung ist das Familienklima zwischen den Betroffenen und ihren Geschwistern und Eltern in vielen Fällen ohnehin vorbelastet. Auch für die Angehörigen stellt ein Familienmitglied mit BPS häufig eine starke Belastung dar, was sich in Beeinträchtigungen der seelischen und körperlichen Gesundheit, Eheproblemen und Schwierigkeiten im Sozial- und Arbeitsleben zeigt (Goodman et al., 2011). Darüber hinaus sind sowohl Borderline-Betroffene als auch ihre Angehörigen häufig von Stigmatisierung betroffen (Kirtley, Chiocchi, Cole & Sampson, 2018). Nur etwa ein Drittel befindet sich in einer Langzeitpartnerschaft. Die Partnerinnen finden sich oft in einem als unkontrollierbar erlebtem Spannungsfeld häufiger Stimmungswechsel, Nähe-Distanzregulation und Rollenkonflikt zwischen Partnerschaft und Fürsorgefigur (Greer & Cohen, 2018). Die beschriebenen Schwierigkeiten führen dazu, dass die dringend notwendige emotionale und soziale Unterstützung oft nicht erhalten bzw. aufrechterhalten werden kann, was den Verlauf und Therapieerfolg der Erkrankung langfristig ungünstig beeinflusst.

Neben dem Privatleben ist häufig auch das Berufsleben von Borderline-Betroffenen erschwert. Die Erkrankung manifestiert sich meist ab dem frühen Jugendalter, einer Lebensphase, in der in der Regel der Grundstein für die berufliche Zukunft gelegt wird. Interaktionelle Schwierigkeiten, ein instabiles Selbstbild mit geringem Selbstwert und Selbstwirksamkeit, Impulsivität, Konflikten mit Arbeitskolleginnen und Fehlzeiten durch Krisen führen zu häufigen Ausbildungsabbrüchen, Jobwechseln und Arbeitslosigkeit bis hin zur Erwerbsminderungsrente. Bei vergleichbarem Bildungsstatus sind Borderline-Betroffene häufiger ohne Berufsausbildung, etwa 45 % der Betroffenen sind arbeitslos und sogar 20 % bis 45 % erwerbsunfähig (Sansone & Sansone, 2012; Skodol et al., 2002). Dies behindert nicht nur eine aktive Teilhabe an der Arbeitsgesellschaft sondern führt auch zu existenziellen Schwierigkeiten. Bei ohnehin meist geringen finanziellen Möglichkeiten und der Neigung zur dysfunktionalen Emotionsregulation durch impulsives Geldausgeben entstehen häufig massive finanzielle Probleme, welche ohne professionelle Unterstützung nur sehr schwer zu bewältigen sind (Sansone, Chang, Jewell, Sellbom & Bidwell, 2012). Aufgrund der besonderen Bedeutung dieser Themen wird in Kapitel 4.11 detailliert auf die Rolle sozialpädagogischer Unterstützung in der Behandlung schwer erkrankter Borderline-Betroffener eingegangen.

2.4 Behandlungsansätze der Borderline-Persönlichkeitsstörung

Die Borderline-Störung ist unter all den genannten Aspekten zwar klinisch herausfordernd, jedoch durchaus mit realistisch guten Erfolgschancen behandelbar – Psychotherapie ist hier nach nationalen und internationalen Leitlinien eindeutig die Methode der Wahl (Renneberg, Schmitz, Doering, Herpertz, & Bohus, 2010). Es liegen belastbare Wirksamkeitsbelege für vier störungsspezifische Therapieverfahren vor – weit mehr als für alle anderen Persönlichkeitsstörungen (Euler, Stalujanis & Spitzer, 2018). Bei weitem die meisten, inzwischen bereits metaanalytisch integrierten Wirksamkeitsbelege liegen für die Dialektisch-Behaviorale Therapie nach Linehan (DBT) vor (Kliem, Kröger & Kosfelder, 2010; Panos, Jackson, Hasan & Panos, 2014). Die Schematherapie (Young, Klosko & Weishaar, 2003) die Mentalisierungsbasierte Therapie (Allen & Fonagy, 2008) und die Übertragungsfokussierte Therapie (Yeomans, Clarkin & Kernberg, 2018) gelten ebenfalls als wirksam. Allen gemeinsam ist eine manualisierte, dynamisch hierarchisierte Vorgehensweise, der gleichzeitige Einbezug verhaltenstherapeutisch-handlungsorientierter und psychodynamisch-einsichtsorientierter Aspekte sowie die Festlegung stabiler Rahmenvereinbarungen durch Therapieverträge und eine aktive, klärende Grundhaltung der Therapeutin (Sollberger & Walter, 2010). Bei entsprechender Indikation kann die Psychotherapie durch eine symptomorientierte psychopharmakologische Behandlung erweitert werden (vgl. Kapitel 4.13). Durch die Therapie können dysfunktionale Handlungsmuster wie selbstverletzende und suizidale Verhaltensweisen erfolgreich durchbrochen und Krisen und Krankenhauseinweisungen vermindert werden. Weiter zeigen sich gerade bei der DBT weniger Therapieabbrüche als in der störungsunspezifischen Standardversorgung (Linehan et al., 2006). Darüber hinaus kann Psychotherapie nicht nur die Borderline-Psychopathologie im engsten Sinne, sondern auch die Lebensqualität, soziale Beziehungen und komorbide Störungen verbessern (Dammann et al., 2016; IsHak et al., 2013).

2.5 Derzeitige Behandlungsstrukturen, Inanspruchnahme und Behandlungskosten

Obwohl die BPS in klinischen Settings mit 15 % aller Patientinnen die häufigste Persönlichkeitsstörung ist und sogar mehrere evidenzbasierte Behandlungsansätze zur Verfügung stehen, erhält nur ein Bruchteil der schwer betroffenen Patientinnen eine leitliniengerechte Behandlung (Bohus & Schmahl, 2006). Die aktuellen deutschen Behandlungsstrukturen bedingen, dass Borderline-Patientinnen vor allem im Rahmen ambulanter Richtlinienpsychotherapie, in Psychiatrischen Institutsambulanzen (PIA), Tageskliniken und im vollstationären Setting behandelt werden.

Es gibt leider kaum verlässliche Daten zur ambulanten Versorgung. Bei einem generellen Mangel an ambulanten Behandlungsplätzen mit meist gut gefüllten Wartelisten sind Borderline-Patientinnen im besonderen Maße von dieser Versorgungslücke betroffen – 80 % der Betroffenen suchen eine psychiatrische oder psychotherapeutische Behandlung (Bohus & Schmahl, 2006). In einer repräsentativen Stichprobe in Berlin wiesen die Patientinnen gerade einmal 10 Stunden ambulante Psychotherapie, bzw. 5 psychiatrische Kontakte pro Jahr auf (Wagner et al., 2014). Eine Umfrage im Münchener Raum ergab, dass 22 % der Psychotherapeutinnen prinzipiell keine Borderline-Patientinnen behandeln und nur 3 % über störungsspezifische Zusatzqualifikationen verfügten. Um den Bedarf an Therapieplätzen zu decken, müsste eine qualifizierte Therapeutin somit 750 Borderline-Patientinnen behandeln (Richter, Heinemann, Kehn, & Steinacher, 2014). Fortbildungen sind in der Regel sehr zeit- und kostenintensiv und für rein ambulant arbeitende Kolleginnen nur unter hohem Einsatz realisier- und finanzierbar. Das fehlende Störungswissen und damit einhergehende Unsicherheiten im Umgang mit dieser Klientel fördern Stigmatisierung. So gelten Borderline-Betroffene häufig als „schwierige Patientinnen", und Behandlerinnen haben Ängste vor übermäßigem Hilfesuchverhalten, aggressiven Interaktionen, Suizidalität und schweren Selbstschädigungen (Jobst, Hörz, Birkhofer, Martius & Rentrop, 2010).

Die Behandlung der BPS fand im amerikanischen Originalkonzept der DBT vorwiegend ambulant statt (Linehan, 1996; Linehan, Barone & Maffei, 2015). Bei der Rezeption der DBT in Deutschland verschob sich der Schwerpunkt allerdings in Richtung stationärer Behandlungen. Bislang haben nur Stiglmayr und Gunia (2017) für den deutschsprachigen Raum ein detailliertes Manual zur ambulanten Behandlung der BPS in einem therapeutischen Netzwerk vorgelegt. Hier bieten in der Regel niedergelassene Therapeutinnen dezentral störungsspezifische Einzelpsychotherapie sowie parallel laufende Skills-Gruppen an. Die Herausforderung in einem dezentralen Netzwerk besteht darin, die Schnittstellen so zu gestalten, dass die unterschiedlichen Behandlerinnen an unterschiedlichen Orten und in unterschiedlichen Strukturen gut kooperieren, ein Consultation Team (vgl. Kapitel 4.1.1) bilden und hinreichend enge Absprachen treffen können. Weiter erschwert das sehr begrenzte Angebot ambulanter Skills-Gruppenplätze die evidenzbasierte Durchführung ambulanter DBT. Trotz den genannten Herausforderungen steigt die Anzahl störungsspezifisch ausgebildeter Psychotherapeutinnen, welche sich auch zunehmend in ambulanten Netzwerken organisieren, erfreulicherweise stetig. Dies bildet sich leider noch nicht in der Vergütung ab, sodass kollegialer Austausch in Consultation Teams und Intervision nur unter hohem Engagement und Verdienstausfällen der beteiligten Therapeutinnen realisierbar sind.

Eine weitere potenziell ausbaufähige Struktur stellen psychiatrische Institutsambulanzen dar, die interdisziplinär aufgestellt und integrierter Teil eines psychiatrischen Krankenhauses sind. Deren pauschalisierte Vergütungen reichen in der Regel aber bei Weitem nicht aus, um eine intensive ambulante Behandlung schwer kranker Patientinnen zu gewährleisten, sodass hier oft nur weitmaschige stützende Gespräche und ärztliche Kontakte weitab von einer leitliniengerechten Psychotherapie angeboten werden können.

Die ambulante Unterversorgung erhöht die Relevanz und Häufigkeit (teil-)stationärer Aufnahmen. Häufig begeben sich die Patientinnen erstmals nach einem Suizidversuch oder schweren Selbstverletzungen in Behandlung. So machen Borderline-Patientinnen etwa 1/10 der psychiatrischen Patientinnen in Notaufnahmen aus (Pascual et al., 2007). Aufgrund mangelnder Absprachefähigkeit kommt es dann häufig zu stationären Aufnahmen, welche einerseits zu hohen Kosten führen und auch aus therapeutischer Sicht äußerst behutsam eingesetzt werden sollten, da diese regressions- und krisenverstärkend wirken können (Paris, 2004). Eine evidenzbasierte stationäre DBT umfasst in der Regel ein 10- bis 12-wöchiges Behandlungsprogramm, bei dem verschiedene Berufsgruppen interdisziplinär hochfrequent eng zusammenarbeiten. Dies wird jedoch leider noch lange nicht flächendeckend angeboten, da zum einen nicht ausreichend geschultes Personal vorhanden ist und in der Regel eine erhebliche Unterfinanzierung besteht, sodass für eine leitliniengerechte Behandlung zu wenig Ressourcen vorhanden sind (Bohus et al., 2016). Dies führt häufig zu langen Wartezeiten von durchschnittlich 14,3 Wochen (Richter, Steinacher, zum Eschenhoff, & Bermpohl, 2014), unspezifischen Kriseninterventionen mit fehlender therapeutischer Nachhaltigkeit und wiederholten Wiederaufnahmen (Bohus et al., 2016). Laut einer Umfrage über den DBT-Dachverband gab es im Jahre 2011 hochgerechnet 700 (teil-)stationäre Behandlungsplätze für 3000 Borderline-Betroffene, was ein Verhältnis von 191 Patientinnen pro Jahr auf einen DBT-Platz ergab. (Richter et al., 2014). Durchschnittlich beträgt die jährliche Liegezeit ungefähr 68 Tage im Jahr mit einem Besuch in einer Zentralen Notaufnahme alle zwei Jahre – das ist 6- bis 12-mal so häufig wie bei depressiven Patientinnen (Bender et al., 2001; Jerschke, Meixner, Richter & Bohus, 1998).

Die häufig störungsunspezifischen, unstrukturierten stationären Behandlungen mit „Drehtür"-Charakter erzeugen neben der Belastung für alle Beteiligten enorme Kosten für das Gesundheitssystem. In Deutschland belaufen sich die jährlichen Ausgaben für die Behandlung der BPS insgesamt auf etwa vier Milliarden Euro, das entspricht bei 15 % der stationären Behandlungsfälle einem überproportionalen Anteil von 25 % der Gesamtkosten für stationäre Behandlungen. Hiervon fließen wiederum der Großteil von 70 % in Kriseninterventionen und nur 30 % in stationäre Psychotherapie (Wagner et al., 2013). Hierdurch entsteht ein finanzieller Teufelskreis, da nur eine störungsspezifische strukturierte Behandlung die Wahrscheinlichkeit für Wiederaufnahmen in den Folgejahren nachgewiesen deutlich reduzieren kann (Meuldijk, McCarthy, Bourke & Grenyer, 2017). Nur 10 % der Gesamtkosten fließen in ambulante Behandlungen (Jerschke et al., 1998). Zusätzliche indirekte Ausgaben entstehen durch medizinische Versorgung sowie die bereits erwähnte Arbeits- und Erwerbsunfähigkeit. In einer Studie zur ambulanten Versorgungssituation in Berlin ergaben sich in der Regelversorgung jährliche Gesamtkosten von 26.882 Euro pro Borderline-Patientin, wovon circa ein Drittel auf indirekte Kosten durch die eingeschränkte berufliche Funktionsfähigkeit der Patientinnen zurückzuführen war. Dieses Verhältnis deckt sich mit der niederländischen Versorgungslage und unterstreicht die oben beschriebene Relevanz der Erarbeitung und Erhaltung beruflicher Eingebundenheit in der Therapie nochmals deutlich (Soeteman, Roijen, Verheul & Busschbach, 2008; Wagner et al., 2013).

2.6 Anforderungen an die Behandlungsstrukturen

Aus den beschriebenen Herausforderungen in der Behandlung schwer kranker Borderline-Betroffener ergeben sich klare Anforderungen an die Behandlungsstrukturen, welche auch in nationalen und internationalen Behandlungsleitlinien klar definiert werden (National Health and Medical Research Council, 2012; Deutsche Gesellschaft für Psychiatrie, Psychotherapie, Psychosomatik und Nervenheilkunde, 2009; The British Psychological Society & The Royal College of Psychiatrists, 2009):

- Zunächst ist eine störungsspezifische Psychotherapie einer schwerpunktmäßig pharmakologischen oder störungsunspezifischen psychotherapeutischen Behandlung klar vorzuziehen.
- Bohus und Kröger (2011) fordern auf dieser Basis eine langfristige ambulante Behandlung, welche über die regulären Stundenkontingente hinausgeht.
- Therapeutinnen sollten über eine störungsspezifische Fortbildung verfügen und unter regelmäßiger Supervision arbeiten, sodass die Qualität der Therapie gewährleistet und die Arbeitsfähigkeit der Behandlerinnen erhalten bleibt.
- Es wird eine mindestens wöchentliche, flexibel an die Bedürfnisse der Patientin anpassbare, Sitzungsfrequenz in Kombination aus Einzel- und Gruppentherapie und bedarfsweise Telefonkontakten empfohlen.

- Wann immer möglich sollte der Leitsatz „ambulant vor stationär" gelten. So werden bestehende Ressourcen der Patientinnen erhalten und einer Hospitalisierung durch wiederholte Krankenhausaufenthalte entgegengewirkt. Therapieerfolge können direkt im Alltag der Betroffenen ohne „Käseglockeneffekt" erarbeitet und generalisiert werden.
- Kriseninterventionen sollten, wann immer sie wegen akuter Suizidalität unbedingt notwendig sind, kurzgehalten werden, ein klares therapeutisches Ziel verfolgen und gut vernetzt mit der Einzeltherapie gestaltet werden.
- Dem Ziel der vernetzten kollegialen Zusammenarbeit kommt hier eine besondere Bedeutung zu, sodass alle Beteiligten (Einzel- und Gruppentherapeutinnen, Hausärztinnen, Sozialarbeiterinnen, Betreuerinnen etc.) mit der gleichen therapeutischen Grundhaltung und Zielsetzung arbeiten, um die Patientinnen bestmöglich im funktionalen Umgang mit Krisen zu unterstützen. Dies kann zum Beispiel durch klar geregelte Konsequenzen für Problemverhalten geschehen, welche über verschiedene Behandlungseinheiten kontingent erfolgen.
- Als Hauptziel dieser multimodalen Behandlung wird die berufliche Integration der Patientin empfohlen (Bohus & Kröger, 2011).
- Gerade bei einem hohem Schweregrad und niedrigem Funktionsniveau mit multiplen Komorbiditäten sollte initial ein ausführlicher, integrierter Gesamtbehandlungsplan unter Einbezug aller Behandlerinnen sowie der Patientin erstellt werden.

2.7 Erste Erfahrungen mit integrierten Versorgungskonzepten

Im Rahmen der zunehmenden Ambulantisierung der psychiatrischen Versorgungslandschaft bestehen für Psychose-Patientinnen mit dem „Hamburger Modell" der Integrierten Versorgung Psychose bereits seit 2006 entsprechende Behandlungsstrukturen. Diese ermöglichen eine vorwiegend ambulante, intensive und langfristige multiprofessionelle Behandlung schwer erkrankter Patientinnen (Karow et al., 2014; Lambert et al., 2014). Die Betroffenen werden in einem Netzwerk aus einem IV-Team, der Klinik und niedergelassenen Psychiaterinnen behandelt. Komplexe Behandlungsverläufe können durch multiprofessionelle Teams aus Psychotherapeutinnen, Psychiaterinnen, Sozialpädagoginnen und Fachtherapeutinnen flexibel gestaltet werden. Ambulante und stationäre Settings arbeiten integriert. Bei Bedarf erfolgt eine aufsuchende Behandlung. Weiter bestehen eine permanente Erreichbarkeit und die Möglichkeit zu ambulanter und bei Bedarf auch stationärer Krisenintervention. Bisher ist die Integrierte Versorgung noch nicht Teil der Regelversorgung, sondern beruht auf spezifischen Direktverträgen der Anbieter mit Krankenkassen. Die Vergütung erfolgt über Fallpauschalen, wobei stationäre Behandlungen in anderen Kliniken ausgeschlossen werden. Entsprechende

Konzepte haben sich international unter dem Namen Assertive Community Treatment (ACT) etabliert. Nach ersten Versuchen der Behandlung von Borderline-Betroffenen in diagnoseübergreifenden IV-Settings wurde jedoch schnell klar, dass diese aufgrund ihrer unterschiedlichen Interaktionsmuster und Hilfesuchverhalten nicht einfach in entsprechenden Strukturen ohne störungsspezifischen Schwerpunkt mitbehandelt werden können (Horvitz-Lennon, Reynolds, Wolbert & Witheridge, 2009).

So entstand die Idee, die strukturellen Rahmenbedingungen der Integrierten Versorgung für Psychose in Hamburg mit dem am besten evaluierten störungsspezifischen Therapieansatz für BPS – der DBT – zu kombinieren. Erste Vorüberlegungen von Kolleginnen stützten diese Entwicklung und kritisierten, dass bei bisherigen Implementierungsversuchen meist nur einzelne Bausteine der DBT (z. B. Skills-Gruppe) in bestehende ACT-Konzepte hinzugefügt wurden. Dieses Vorgehen ist nicht als evidenzbasiert zu erachten, da die Evaluationsergebnisse sich in der Regel auf das Gesamtkonzept beziehen und bis heute unklar bleibt, welche Bausteine genau die Wirksamkeitsfaktoren darstellen (Burroughs & Somerville, 2013). Lediglich zwei kleine amerikanische Pilotstudien geben erste Hinweise darauf, dass DBT mit der umfassenden, IV-artigen Struktur eines ACT zu einer Verbesserung von Lebenszufriedenheit und beruflicher Funktionsfähigkeit sowie zu einer deutlichen Reduktion von stationären Behandlungstagen führt. Die Patientinnen nahmen das Programm gut an (APA, 1998; Cunningham, Wolbert & Lillie, 2004). In jüngster Zeit hat zudem der britische National Health Service (NHS) ein IV-Konzept zur Behandlung persönlichkeitsgestörter Patientinnen in den schottischen Highlands vorgelegt. Dieses setzt sich an vielen Stellen mit ähnlichen Fragestellungen auseinander wie der hier vorliegende Praxisleitfaden, allerdings unterscheiden sich die Rahmenbedingungen des britischen Gesundheitssystems doch sehr deutlich von denen des deutschen. Zudem machen die dünn besiedelten schottischen Highlands ganz andere Strukturen nötig als die Bedingungen einer deutschen Großstadt (NHS Highland, 2015). In der Region Bielefeld/Gütersloh haben sich Therapeuten- und Ärztenetzwerke mit psychiatrischen Kliniken vernetzt und mit einigen Betriebskrankenkassen einen IV-Vertrag abgeschlossen (Lehne, 2019). Die Kolleginnen berichten über gute klinische Erfolge, welche sich in einer Symptomreduktion und Verringerung stationärer Behandlungstage zeigten. Dieses Modell zeichnet sich aber im Gegensatz zu dem hier dargestellten durch eine dezentrale Struktur aus. Es ähnelt damit eher einem therapeutischen Netzwerk unter Einbeziehung von Ärztinnen und Kliniken. Es existieren in Deutschland einige weitere Angebote für Borderline-Betroffene mit der Bezeichnung „Integrierte Versorgung". Da der Begriff nicht geschützt ist, sammeln sich hierunter sowohl inhaltlich als auch strukturell unterschiedlichste Angebote. Bisher bieten diese aber kein so umfassendes Konzept wie das hier beschriebene an, sondern beinhalten meist Direktverträge zwischen Anbietern und Krankenkassen, um beispielsweise DBT-Einzeltherapie und parallel laufende Skills-Gruppen abrechnen zu können.

Viele Patientinnen, die unter den bisherigen Rahmenbedingungen immer wieder zu stationären Kriseninterventionen aufgenommen werden müssen, können weitgehend ambulant behandelt werden, sofern ein intensives, spezifisches, vernetztes, der Störungskomplexität gerechtes Behandlungsangebot besteht. Die Integrierte Versorgung – Borderline stellt hierfür ein entsprechendes Behandlungskonzept vor, welches in den folgenden Kapiteln beschrieben wird.

3 Indikation und Strukturen der Integrierten Versorgung Borderline

3.1 Indikation

Das Konzept der IV-Borderline ist auf die Behandlung volljähriger Borderline-Patientinnen zugeschnitten, die die Kriterien einer „schweren psychischen Erkrankung" erfüllen. Diese Patientinnen weisen im Global Assessment of Functioning („GAF"; APA, 2013) einen Wert von 30 bis 50 auf, leiden also unter einer sehr ernsthaften Symptomatik und einer starken Beeinträchtigung ihrer alltäglichen Funktionsfähigkeit in mehreren Lebensbereichen. Die BPS muss die im Vordergrund stehende Erkrankung sein. Das Konzept ist darauf ausgerichtet, dass bei den meisten Patientinnen weitere komorbide psychiatrische und oft auch somatische Erkrankungen sowie soziale Probleme vorliegen. Die Integrierte Versorgung ist für eine Klientel gedacht, die mit bisherigen ambulanten Angeboten nicht oder nur sehr unzureichend erreichbar ist und daher unter bisherigen Bedingungen stationär behandelt werden muss. Unter intensiv-ambulanten IV-Bedingungen sollte aber das Prinzip „ambulant vor stationär" sowohl aus Sicht der Behandlerin als auch aus Sicht der Patientin sinnvoll und umsetzbar sein. Dies schließt Patientinnen aus, die einen GAF-Wert unter 30 aufweisen und auch unter IV-Rahmenbedingungen nicht ambulant behandelbar sind. Hier sollte zunächst eine stationäre Behandlung erfolgen, mit dem Ziel eine hinreichende Stabilität für die ambulante Weiterarbeit zu erreichen. Die Patientinnen müssen in räumlicher Nähe der Klinik wohnen, sodass sie diese auch in Krisen erreichen können und bei Bedarf auch eine aufsuchende Behandlung möglich ist. Für eine erfolgreiche Behandlung der BPS ist das „Commitment" der Patientin im Sinne einer aktiven Veränderungsmotivation und eines eigenen Engagements unabdingbar. Dieses lässt sich zu Beginn der Behandlung nicht vorauszusetzen, es sollte aber möglich sein, dieses im Laufe der Therapieeingangsphase zu erarbeiten (vgl. Kapitel 4.3.3). Da die IV-Borderline noch kein Angebot der Regelversorgung ist und auf Direktverträgen mit einzelnen Krankenkassen basiert, gelten ihre Angebote nur für Versicherte der teilnehmenden Kassen.

Die IV-Borderline bietet ein langfristiges Behandlungsangebot, das so lange aufrechterhalten wird, bis eine zeitstabile Remission erreicht ist. Es kann vorkommen, dass sich die Borderline-Symptomatik hinreichend verbessert, nun aber die Behandlung einer anderen, komorbiden Störung ein anderes Setting erfordert. Die Patientin kann ihrerseits die Behandlung jederzeit und ohne Angabe von Gründen beenden. Es kann äußere Gründe für eine Beendigung geben, z. B. ein Umzug aus dem Einzugsbereich heraus oder das Ende des Versicherungsverhältnisses bei einer teilnehmenden Krankenkasse.

Das IV-Kernteam behält sich einen Ausschluss vor, wenn
1. sich Team und Patientin dauerhaft nicht auf ein Problemverständnis und entsprechende Behandlungsziele einigen können,
2. wenn die Patientin längerfristig kein Commitment für eine Mitarbeit entwickelt,
3. wenn sie sich aus der Behandlung zurückzieht und nicht mehr erreichbar ist,
4. wenn sie wiederholt gegen die vereinbarten Regeln der Zusammenarbeit verstößt oder
5. wenn längerfristig, z. B. aufgrund fehlender Absprachefähigkeit, keine ambulante Führbarkeit besteht.

Indikationskriterien

- Borderline-Persönlichkeitsstörung (DSM-5) im Vordergrund (komorbide Störungen sind nicht ausgeschlossen)
- Hoher Schweregrad: GAF 30 bis 50 („schwere Beeinträchtigung in mehreren Bereichen")
- Stationäre Behandlungsindikation unter bisherigen Bedingungen
- Wohnort in erreichbarer Nähe (ca. 8 km)
- Prinzip „ambulant vor stationär" aus Sicht der Behandlerin und der Patientin sinnvoll und umsetzbar
- Versichert bei teilnehmender Krankenkasse
- Commitment ist erreichbar

3.2 Strukturen der IV-Borderline

Dieses Kapitel beschreibt die Strukturen der IV-Borderline, wie sie im Rahmen des Hamburger Modells entwickelt wurden. Es werden die verschiedenen Arbeitseinheiten und Berufsgruppen mit ihren Funktionen dargestellt und die Schnittstellen zwischen ihnen beschrieben. Abbildung 1 zeigt eine grafische Übersicht der Strukturen. Zentrales Element ist das IV-Kernteam, das die fünf Säulen der DBT anbietet (vgl. Kapitel 4.1.1) sowie psychiatrische Behandlung, sozialpädago-

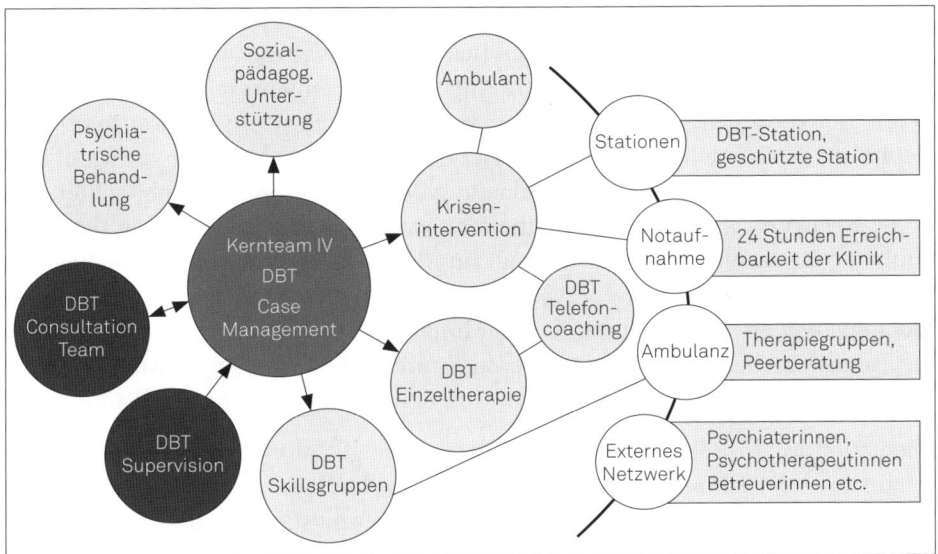

Abbildung 1: Strukturen der IV-Borderline

gische Unterstützung und Krisenintervention. Rechts in der Abbildung finden sich die wichtigsten Kooperationspartner innerhalb (Stationen, Notaufnahme, Ambulanzen) und außerhalb der Klinik (niedergelassene Psychiaterinnen, Psychotherapeutinnen, Betreuerinnen etc.). Die einzelnen Bereiche werden im Folgenden beschrieben.

3.2.1 Das IV-Kernteam

Die zentrale Arbeitseinheit der IV-Borderline ist ein multidisziplinäres, ambulantes „IV-Kernteam". Dieses Team ist in einem psychiatrischen Krankenhaus mit regionalem Versorgungsauftrag angesiedelt und kann auf dessen Strukturen zurückgreifen. Es besteht aus Psychotherapeutinnen, Psychiaterinnen und Sozialpädagoginnen. Das IV-Kernteam bietet ein umfassendes Case Management, eine multimodale psychotherapeutische und psychiatrische Behandlung, Sozialberatung sowie abgestufte Möglichkeiten der Krisenintervention. Das IV-Kernteam „dosiert" die Intensität und Frequenz seiner Leistungen flexibel und angepasst an den gegenwärtigen Hilfebedarf der Patientin. Die Behandlung erfolgt im doppelten Bezugstherapeutinnensystem, sodass Vertretungen während Urlaubs- und Krankheitszeiten gewährleistet sind. Prinzipiell fühlt sich das gesamte Team für die Behandlung aller Patientinnen verantwortlich. Dieser Haltung liegt die vor allem in der DBT vertretene Auffassung zugrunde, dass schwer kranke Borderline-Patientinnen nicht von einer Therapeutin alleine behandelt werden sollten (Linehan, 1996). Die Belastung durch die Arbeit mit suizidalen Borderline-Patientinnen, die Notwendigkeit permanenter Selbstreflexion und Korrektur möglicher Verstrickungen in der therapeutischen Beziehung, sowie die Notwendigkeit eines verlässlichen, zeitlich durchgehenden Angebotes verlangen ein gut abgestimmtes Team. Das zentrale Element ist hierbei das wöchentliche Consultation Team (vgl. Kapitel 4.1.1). Hier wird das therapeutische Vorgehen reflektiert, abgestimmt und beschlossen. Zusätzlich wird die Belastung der Behandlerinnen beobachtet. Bei hoher Belastung wird gemeinsam überlegt, was die Betroffene und das Team tun können, um diese abzubauen. Einmal im Monat findet außerdem eine externe Supervision bei einer DBT-Supervisorin statt. Wenn die Zeit im Consultation Team nicht ausreichen sollte, besteht darüber hinaus die Möglichkeit, Patientinnen intervisorisch zu besprechen. Die enge Zusammenarbeit und gemeinsame Verantwortung setzen voraus, dass alle Teammitglieder in der DBT geschult sind.

Die Patientinnen-Behandlerinnen-Ratio muss so gestaltet sein, dass jede Therapeutin ihren Patientinnen eine wöchentliche Einzeltherapie anbieten, die Frequenz in Krisen erhöhen und darüber hinaus ihre Vertretungspatientinnen sehen kann. Zudem muss der Arbeitsaufwand für Skills-Gruppen, sozialpädagogische und ärztliche Tätigkeiten berücksichtigt werden.

Ein IV-Kernteam sollte hinreichend viele Mitarbeiterinnen umfassen, um die Interdisziplinarität und eine kontinuierliche Ansprechbarkeit unter der Woche zu gewährleisten. Wenn die Patientinnenzahl so groß wird, dass nicht mehr alle im Blick gehalten und im Consultation Team angemessen besprochen werden können, ist eine kritische Größe erreicht. In diesem Fall sollte in Betracht gezogen werden, das Team zu teilen.

Psychologische und ärztliche Psychotherapeutinnen

Die DBT-Einzel- und Gruppentherapie sollte hauptsächlich von Psychologischen oder Ärztlichen Psychotherapeutinnen mit DBT-Weiterbildung geleistet werden. Diese sollten Erfahrung mit und Affinität zu einer Behandlung von Borderline-Patientinnen mitbringen. Sie fungieren als Case Managerinnen, Bezugs- und Vertretungstherapeutinnen in der Einzelbehandlung sowie als Skills-Trainerinnen in den Gruppentherapien. Sie übernehmen das Krisentelefon und die ambulante Krisenintervention bei ihren Patientinnen, und organisieren außerdem etwaige notwendig werdende stationäre Kriseninterventionen.

Neben der beschriebenen psychotherapeutischen Tätigkeit gewährleisten die Ärztinnen auch die psychopharmakologische Behandlung jener Patientinnen, die einer solchen bedürfen und keine externe niedergelassene Psychiaterin haben. Die teaminterne psychopharmakologische Behandlung ermöglicht eine besonders enge Kooperation zwischen Psychotherapeutin und Ärztin. Diese kann nötig werden, wenn beispielsweise Überdosierungen zum Problemverhalten einer Patientin gehören, auf Psychopharmaka aber nicht verzichtet werden kann.

Sozialpädagoginnen

Die Sozialpädagoginnen erheben zu Beginn der Behandlung standardisiert die Sozialanamnese neuer Patientinnen und stehen im Verlauf für die Bearbeitung der entsprechenden Themen (Finanzen, Wohnen, Arbeit und Ausbildung, Behördenangelegenheiten etc.) zur Verfügung. Da Borderline-Betroffene oft eine Vielzahl sozialer Probleme haben und ohne gesicherte Lebensgrundlagen ein therapeutischer Fortschritt kaum möglich ist, ist dieser Bereich sehr bedeutsam. Die soziale und berufliche Integration sind bei den meisten Patientinnen auch aus eigener Sicht hochrangige Ziele. Die sozialpädagogische Unterstützung vermittelt den Patientinnen dabei immer auch, wie sie ihre Angelegenheiten möglichst eigenständig regeln können. Die Sozialpädagoginnen sind fester Teil des Kernteams und nehmen sowohl am Consultation Team als auch an der Supervision teil. Auch sie sind in DBT weitergebildet und können dementsprechend in die therapeutische Arbeit einbezogen werden.

Leitung

Im Hamburger Modell der IV-Borderline sind alle Teammitglieder Angestellte der Klinik mit der entsprechenden Leitungsstruktur. Die IV wird durch eine psychotherapeutische Leitung und eine Oberärztin geführt. Die Leitungsaufgaben beziehen sich auf konzeptionelle und strategische Entscheidungen, Personalauswahl, -einstellung und -führung, sowie organisatorische und administrative Aufgaben. Das konkrete therapeutische Vorgehen wird dem DBT-Konzept entsprechend im Consultation Team (vgl. Kapitel 4.1.1) diskutiert und entschieden.

3.2.2 Kooperation in der Klinik

Ein wesentliches Merkmal der IV-Struktur ist deren Verankerung in einer psychiatrischen Klinik mit regionalem Versorgungsauftrag. Dies unterscheidet sie wesentlich von ambulanten Netzwerken und anderen rein ambulant arbeitenden Anbietern. Die räumlich zentralisierte Struktur und die Kooperation innerhalb der Klink ermöglichen die Behandlung schwer kranker Borderline-Patientinnen. Erforderlich ist hierzu eine enge Zusammenarbeit des IV-Kernteams mit den entsprechenden Stationen, Ambulanzen und Dienstärztinnen.

Stationen

Die Zusammenarbeit mit den Stationen der Klinik umfasst zwei sehr unterschiedliche Aspekte: erstens die Übernahme neuer Patientinnen aus dem stationären Setting heraus und zweitens stationäre Kriseninterventionen im Verlauf der Behandlung.

Übernahme neuer Patientinnen: Die Patientinnen werden in der Regel aus einem stationären Aufenthalt heraus in den IV-Vertrag eingeschlossen. In einem wöchentlichen Screening der Neuaufnahmen auf den Stationen werden diejenigen Patientinnen herausgefiltert, die an einer BPS leiden und in einer kooperierenden Krankenkasse versichert sind. Zu diesen wird über die zuständigen Behandlerinnen der Station Kontakt aufgenommen, es finden ein Informationsgespräch und baldmöglichst die Übernahme in die Therapieeingangsphase der IV-Borderline statt (vgl. Kapitel 4.3). Bei Patientinnen, die einen längeren stationären DBT-Aufenthalt planen, sollte möglichst vorab geklärt werden, ob eine Übernahme in die IV diesen ersetzen oder verkürzen kann. Sofern eine hinreichende Schwere der Erkrankung und eine Indikation zur Behandlung in der IV bestehen, kann eine Aufnahme auch aus dem ambulanten Kontext erfolgen.

Kriseninterventionen: In Krisenzeiten bietet die IV eine engmaschige Betreuung, um die Krise möglichst ambulant bewältigen zu können (vgl. Kapitel 4.7). Bei akuter Suizidalität mit mangelnder Absprachefähigkeit ist dies nicht immer möglich, sodass eine stationäre Krisenintervention notwendig wird. Die enge Kooperation in der Klinik gewährleistet, dass eine solche bei Bedarf unmittelbar eingeleitet werden kann. Eine solche Krisenintervention sollte möglichst auf einer DBT-Station stattfinden. Während die Station hierbei den alltäglichen Behandlungsrahmen bietet, bleibt die therapeutische Zuständigkeit bei der IV. Dies setzt einen engen Kontakt und gute Absprachen voraus. Die Bezugstherapeutinnen der IV beteiligen sich während des stationären Aufenthaltes an den Behandlungskonferenzen der Station und führen weiterhin Einzelgespräche mit den Patientinnen. Diese können bei Bedarf auch gemeinsam mit einer Behandlerin von Station erfolgen. Das Ziel der stationären Krisenintervention ist immer die Wiederherstellung der Selbstverantwortung der Patientin. Die Zeit auf Station wird so kurz wie möglich gehalten. In den meisten Fällen ist es möglich, die Patientinnen bereits am Folgetag oder nach wenigen Tagen im ambulanten Rahmen weiter zu behandeln. Neben akuter Suizidalität können in seltenen Fällen auch komorbide Erkrankungen eine stationäre Aufnahme bedingen. Hier ist vor allem an stationäre Entgiftungen bei Patientinnen mit komorbider Suchterkrankung und an psychotische Dekompensationen zu denken. In diesen Fällen ist zu prüfen, ob nicht an Stelle der DBT-Station die Sucht- bzw. Psychosestation geeigneter sind.

Notaufnahme/Dienstärztinnen

Die Klinik hält rund um die Uhr eine dienstärztlich besetzte Notaufnahme vor. An diese können sich IV-Patientinnen wenden, wenn akute Krisen mit Eigengefährdung außerhalb der Arbeitszeiten des Kernteams auftreten. Über die elektronische Patientinnenakte, eine IV-Mitgliedskarte oder Information durch die Patientinnen ist der Dienstärztin die IV-Mitgliedschaft bekannt. Sie beschränkt sich daher auf das in der akuten Situation Notwendige und verweist für alle weitergehenden

Maßnahmen auf das IV-Kernteam. Die Inanspruchnahme der Notaufnahme durch die IV-Patientinnen ist bei guter therapeutischer Einbindung erfahrungsgemäß so selten, dass auf eine eigene 24-Stunden-Bereitschaft der IV verzichtet werden konnte.

Ambulanzen

Die psychiatrische Institutsambulanz, insbesondere die Spezialambulanz für Persönlichkeitsstörungen, bietet Diagnostik, Beratung, Vermittlung und Behandlung für Patientinnen mit Persönlichkeitsstörungen an. Die Zusammenarbeit besteht hauptsächlich in der gemeinsamen Nutzung ambulanter Strukturen durch IV- und Ambulanzpatienten. Möglich ist beispielsweise die gemeinsame Teilnahme an Gruppentherapien, was ein breiteres Spektrum ermöglicht (vgl. Kapitel 4.9). Neben Skills-Gruppen können so auch andere Therapiegruppen, Selbsthilfegruppen und offene Gruppenangebote genutzt werden. Des Weiteren können ambulante Ergo- und Arbeitstherapie sowie weitere Spezialangebote, wie z. B. Rechts-, Schulden- oder Berufsberatung, Kunst-, Musik- oder Theatertherapie oder auch NADA-Akupunktur genutzt werden.

Genesungsbegleiterinnen/DBT-Peer-Coaches

Genesungsbegleiterinnen haben selbst psychische Erkrankungen erlebt und eine spezielle Beratungsausbildung absolviert („Ex-In"; www.ex-in.info). Sie können Patientinnen daher vor dem Hintergrund eigener Erfahrungen beraten und stehen mit ihrer Person für die Überwindbarkeit psychischer Erkrankungen. Damit stellen sie für viele Patientinnen eine besonders ermutigende und das Commitment stärkende Ergänzung der Behandlung dar. Derzeit wird über den DBT-Dachverband und den Borderline-Trialog eine spezifische Ausbildung zum DBT-Peer-Coach entwickelt (https://www.dachverband-dbt.de/index.php/dbt-peer-coaching), die künftig eine fruchtbare Grundlage für eine enge Kooperation zwischen Genesungsbegleiterinnen und DBT-Therapeutinnen verspricht. Im Rahmen der IV kann die Kooperation über individuelle Besprechungen oder über die Teilnahme der Genesungsbegleiterinnen am Consultation Team organisiert werden.

3.2.3 Vernetzung außerhalb der Klinik

Externe Psychiaterinnen und Psychotherapeutinnen

Sofern Patientinnen bereits über eine externe Psychiaterin oder Psychotherapeutin verfügen, kann diese Behandlung fortgesetzt werden. Es ist auch möglich, eine solche Behandlung neu zu implementieren. Die externen Behandlerinnen schließen unter geringem bürokratischem Aufwand einen Kooperationsvertrag mit der

IV ab. Zur Koordination der Behandlung finden regelmäßige Gespräche mit den Behandlerinnen des IV-Kernteams statt. Externe Psychiaterinnen konzentrieren sich in der Regel auf die psychopharmakologische Behandlung, während alle weiteren Therapiebausteine vom IV-Kernteam angeboten werden. Im Falle externer Psychotherapie hat die Patientin ebenfalls einen feste Bezugstherapeutin im IV-Kernteam. Allerdings ist diese hauptsächlich für das Case Management und etwaige Krisenintervention zuständig und kann nach Absprache die externe Therapeutin bei deren Abwesenheit vertreten. Skills-Gruppen und alle anderen Behandlungselemente werden wie gewohnt vom IV-Kernteam angeboten.

Ambulante sozialpsychiatrische Betreuerinnen und betreutes Wohnen

Viele IV-Patientinnen haben ambulante sozialpsychiatrische Betreuerinnen nach SGB XII (ASP), die eine wichtige Funktion in der Alltagsbewältigung der Patientinnen haben. Analog dazu sind Betreuerinnen zu sehen, die Patientinnen in verschiedenen Formen des betreuten Wohnens (Jugend-WG, Betreuung im eigenen Wohnraum, betreute WGs, Wohnheime) unterstützen. In allen Fällen erfolgt eine enge Zusammenarbeit, wobei vom Kernteam in der Regel die Bezugstherapeutin oder Sozialpädagogin für die Netzwerkgespräche zuständig ist.

Rechtliche Betreuerinnen

Eine rechtliche Betreuung wird eingerichtet, wenn eine volljährige Person aufgrund einer psychischen Erkrankung, einer körperlichen, geistigen oder seelischen Behinderung ihre Angelegenheiten ganz oder teilweise nicht selbst besorgen kann (§ 1896 BGB). Die Betreuung umfasst dann alle Tätigkeiten, die erforderlich sind, um diese Angelegenheiten rechtlich zu besorgen. Die Betreuerin hat die Angelegenheiten so zu besorgen, wie es dem Wohl und den Wünschen der Betreuten entspricht (§ 1902 BGB). Die Betreuung setzt daher an einer gestörten Selbstsorgekompetenz der Klientinnen an und unterstützt und ergänzt diese quer zu allen Lebensbereichen und Institutionen mit dem Ziel, das Wohlergehen der Klientinnen durch die Sicherstellung ihrer selbstbestimmten gesellschaftlichen Teilhabe zu verbessern. Das Verfahren ist die unterstützte Entscheidungsfindung.

Die Einrichtung einer Betreuung wirkt sich nicht auf die Geschäftsfähigkeit aus, sodass auch Behandlungsverträge von den Patientinnen selbst abgeschlossen werden können. Nur bei nicht einwilligungsfähigen Patientinnen ist die Betreuung im Rahmen der Gesundheitssorge zwingend einzubeziehen, dies gilt insbesondere im Rahmen eines Unterbringungsverfahrens. Eine Zusammenarbeit zwischen dem IV-Team und Betreuerinnen ist in aller Regel aber bereits vor Beginn der Behandlung erforderlich und sinnvoll, da nur so eine adäquate Steuerung der klinischen und außerklinischen Versorgung im Sinne der Patientin erfolgen und mit entsprechenden Absprachen mögliche Reibungen und Spaltungen vermieden werden können. Da eine rechtliche Betreuung bei Borderline-Patientinnen oft aufgrund einer schweren suizidalen Problematik eingerichtet wird, muss diese insbesondere bei der Erarbeitung des Krisenplans berücksichtigt werden. Bei rechtlicher Betreuung in anderen Bereichen (z. B. Finanzen und Behörden) ist bei akutem Handlungsbedarf eine Absprache zwischen der rechtlichen Betreuerin und der Sozialpädagogin der IV-Borderline nötig. Da derartige Probleme oft auch mit der Grunderkrankung verknüpft sind (z. B. finanzielle Probleme aufgrund süchtigen Verhaltens oder Probleme mit Behördenangelegenheiten aufgrund sozialer Ängste und Schwierigkeiten die Post zu öffnen) sollte die Bezugstherapeutin ebenfalls einbezogen werden.

Berufliche Rehabilitation

Die Wiederherstellung der Erwerbsfähigkeit ist bei vielen Patientinnen ein zentrales Behandlungsziel. Daher schließen sich Maßnahmen der beruflichen Rehabilitation mit der IV-Behandlung nicht aus. Da es sich hier meist um aufwändige, längerfristige Maßnahmen handelt, ist eine gute Abstimmung mit der IV-Behandlung bereits in der Planungs- und Antragsphase notwendig. Von Seiten des IV-Kernteams sollten hier die Sozialpädagogin und die Bezugstherapeutin beteiligt sein.

Andere Kliniken

Stationäre oder teilstationäre psychiatrische oder psychosomatische Behandlungen in anderen Krankenhäusern sowie stationäre medizinische Rehabilitationen im Bereich psychischer Erkrankungen sind im IV-Vertrag grundsätzlich nicht möglich. Die Behandlung folgt dem Grundsatz „ambulant vor stationär" und sieht stationäre Aufnahmen nur im Sinne kurzer Kriseninterventionen im eigenen Haus vor. Wird eine Patientin in einer anderen Klinik aufgenommen, muss sie schnellstmöglich in die Klinik der IV verlegt werden. Dieser Punkt ist wichtig und bei der Entscheidung über einen IV-Einschluss unbedingt mit der Patientin zu besprechen. Sollte diese beispielsweise eine stationäre DBT- oder Traumabehandlung oder auch eine stationäre Suchttherapie (Entwöhnung) planen, ist dies ein Ausschlussgrund für die IV. Somatische Behandlungen in anderen Kliniken sind selbstverständlich weiterhin möglich.

DBT-Netzwerk

Hilfreich für die Kooperation in der Klinik ist ein internes DBT-Netzwerk, das Mitarbeiterinnen aller entsprechend arbeitenden Abteilungen umfasst. Hier werden strukturelle und konzeptuelle Fragen diskutiert und es findet eine bereichsübergreifende Intervision statt. Die Mitarbeiterinnen der IV-Borderline nehmen außerdem an dem regionalen externen DBT-Netzwerk teil, das entsprechende Fragen auf regionaler Ebene diskutiert. Dieses Netzwerk dient der wechselseitigen Information über bestehende Angebote, dem fachlich-konzeptuellen Austausch und der Intervision. Darüber hinaus erleichtert es die Kooperation, z.B. bei der Übernahme von Patientinnen von einem Angebot in ein anderes. Damit verringert sich das Risiko, dass Patientinnen nach Ende einer Behandlung trotz weiter bestehendem Bedarf keine Anschlussbehandlung finden. Es handelt sich hierbei ausdrücklich nicht um ein engmaschiges therapeutisches Netzwerk mit gemeinsamem Consultation Team, wie im Manual von Stiglmayr und Gunia (2017) beschrieben.

Borderline-Trialog

Ein Borderline-Trialog ist eine moderierte, offene Gesprächsrunde, bei der Borderline-spezifische Fragen durch Betroffene, Angehörige und Profis gleichberechtigt diskutiert werden (Armbrust & Link, 2015). Solche Trialoge sind mittlerweile vielerorts etabliert, eine Übersicht findet sich unter www.borderlinetrialog.de. Hier kann, unabhängig vom individuellen Therapieprozess auf Augenhöhe reflektiert und diskutiert werden. Die Besonderheit dabei ist der multiperspektivische Ansatz, der oft zu ganz neuen Einsichten führt (vgl. Kapitel 4.12).

3.3   Finanzierung

Die Finanzierung der IV basiert auf Direktverträgen nach § 140 SGB V zwischen der Klinik und einzelnen Krankenkassen. Beteiligt waren bisher die DAK, IKK Classic, HEK, BKK Mobil Oil, Barmer und AOK Hamburg-Rheinland. Für die Kassen stellt die IV eine Möglichkeit dar, die Versorgung ihrer Patientinnen zu verbessern, mehr Kontrolle über die entstehenden Kosten zu erlangen und diese im Verlauf zu reduzieren. Die Finanzierung der IV-Borderline folgt dem „Hamburger Modell" der Integrierten Versorgung für Psychose-Patientinnen (Lambert et al., 2014; Schöttle et al., 2018). Sie wird mit einer jährlichen Pro-Kopf-Pauschale vergütet, mit der sämtliche von der Klinik erbrachte Leistungen abgegolten werden. Von Seiten der Krankenkassen wurden bei der Berechnung der Pauschale die bisherigen Gesamtkosten für die stationäre und ambulante Behandlung der dort Versicherten und entsprechend schwer erkrankten Borderline-Patientinnen zugrunde gelegt. Aufgrund der unterschiedlichen Morbidität der jeweiligen Versichertenstruktur unterscheidet sich der Mittelwert dieser Kosten zwischen den Kassen etwas. Für die Leistungserbringer war Verhandlungsgrundlage, dass sich mit der Pauschale ein Stellenschlüssel umsetzen lässt, der Einzel- und Gruppenpsychotherapie, Kriseninterventionen sowie die medizinischen und sozialpädagogischen Leistungen ermöglicht.

Da Patientinnen in der Regel aus einem stationären Aufenthalt heraus in die IV aufgenommen werden, wird dieser initiale Aufenthalt ebenso wie alle späteren aus der Pauschale finanziert. Dabei ist zu berücksichtigen, dass die Kosten längerer stationärer Aufenthalte die Pauschale schnell übersteigen. Hierin liegt ein wirtschaftliches Risiko des Anbieters. Vor Einschluss einer Patientin muss daher abgeschätzt werden, ob das Prinzip „ambulant vor stationär" mit dieser umsetzbar erscheint. Außerdem sollte die Patientin so bald wie möglich aus dem initialen stationären Aufenthalt in die ambulante IV-Behandlung wechseln.

Die Pauschale wird zunächst für zwei Jahre im „Erstvertrag" bezahlt. Patientinnen, die länger als zwei Jahre behandelt werden, wechseln in einen Folgevertrag, der verschiedene Schweregradstufen und dementsprechend unterschiedliche Pauschalen umfasst. Grundlage für die individuelle Einstufung sind das Global Assessment of Functioning („GAF"; APA, 2013), eine Skala von 0 bis 100, auf der das allgemeine Funktionsniveau einer Patientin eingeschätzt wird, und die Clinical Global Impression Scale („CGI"; Guy, 1976), eine siebenstufige Skala zu Einschätzung der Schwere der Erkrankung einer Patientin. Außerdem wird der Behandlungsbedarf berücksichtigt, insbesondere ob weiter engmaschig psychotherapeutisch gearbeitet werden muss und ob weiterhin stationäre Kriseninterventionen zu erwarten sind. Diesem System liegt die Annahme zugrunde, dass eine schwerer erkrankte Patientin einen höheren Behandlungsbedarf hat als eine therapeutisch bereits fortgeschrittene Patientin mit höherem Funktionsniveau. Die Krankenkassen zahlen ab dem dritten Behandlungsjahr über alle Patientinnen gesehen deutlich weniger als in den ersten beiden Behandlungsjahren. Damit profitieren sie finanziell von der langfristigen Stabilisierung der Patientin.

Den Patientinnen bietet die IV damit ein verlässliches, langfristiges Angebot, das vorgehalten wird, so lange der Bedarf, die notwendigen Rahmenbedingungen und ein Mindestmaß an Motivation auf Patientinnenseite bestehen. Die Patientin hat das Recht, den Vertrag jederzeit und ohne Angabe von Gründen zu kündigen.

3.4 Qualitätssicherung

Die IV-Borderline wird als neuartiges Behandlungsangebot umfangreich evaluiert (Schindler et al., 2017). Erste Daten zeigen eine relativ junge, überwiegend weibliche Patientinnengruppe. Das Funktionsniveau lag ähnlich niedrig wie bei stationär behandelten Patientinnen. Vor der Aufnahme in die IV waren die Patientinnen immer wieder längerfristig hospitalisiert. Fast alle verletzten sich selbst, hatten Suizidgedanken und die Hälfte hatte bereits Suizidversuche unternommen. Neben der BPS wiesen die Patientinnen im Schnitt fünf weitere psychiatrische Störungen auf, am häufigsten waren dies Affektive Störungen, Substanzgebrauchsstörungen, Ängstlich Vermeidende Persönlichkeitsstörungen, Essstörungen, Traumafolgestörungen und Anpassungsstörungen. Erste vorläufige Verlaufsergebnisse zeigen einen Anstieg des psychosozialen Funktionsniveaus, eine Abnahme der Borderline-Symptomatik und eine sehr deutliche Reduktion stationärer Behandlungstage.

Zur fortlaufenden Qualitätssicherung im klinischen Alltag wurde ein weniger aufwändiges Set von Messinstrumenten zusammengestellt. Dieses umfasst als Eingangsdiagnostik die soziodemografischen Basisdaten, Anamnese und Biografie sowie die psychiatrischen Diagnosen der BPS und etwaiger komorbider Störungen (Strukturierte Klinische Interviews: Wittchen, Zaudig & Fydrich, 1997). Sowohl zu Beginn als auch jährlich im Verlauf werden das psychosoziale Funktionsniveau (GAF; APA, 2013), die globale Schwere der Erkrankung (CGI; Guy, 1976), die Schwere der Borderline-Symptomatik anhand der Borderline Symptom Liste (BSL-23; Wolf et al., 2009) und der allgemeinen psychiatrischen Symptomatik (Brief Symptom Inventory, „BSI", Derogatis, 1993) erfasst. Hinzu kommen die klinischen Daten zu den erbrachten Leistungen und der Anzahl stationärer Behandlungstage.

4 Therapeutisches Konzept

In diesem Kapitel wird beschrieben, wie sich die Strukturen der Integrierten Versorgung mit den therapeutischen Inhalten der DBT verknüpfen. Es werden zunächst die Grundprinzipien, dann Zugang und Kontaktaufnahme, die Therapieeingangsphase, die unterschiedlichen Behandlungsstränge und schließlich die einzelnen Bausteine der therapeutischen Behandlung dargestellt.

4.1 Grundprinzipien der IV-Borderline

Grundprinzipien der IV-Borderline

- Intensive Behandlung für schwer kranke Borderline-Patientinnen
- Integrierte multimodale Behandlung mit umfassendem Case Management
- Ambulant vor stationär
- Langfristige Kontinuität und Verlässlichkeit
- Krisenfestigkeit: Vermeidung und Bewältigung von Krisen als grundlegendes Element
- Störungsspezifisch und evidenzbasiert: DBT als Behandlungsgrundlage

Das Angebot der IV-Borderline ist konzipiert für schwer kranke Borderline-Patientinnen, die unter bisherigen Rahmenbedingungen stationär behandelt werden mussten (vgl. Kapitel 3.1). Sie bietet diesen eine integrierte, vorwiegend ambulante Behandlung, die die zentralen therapeutischen Elemente in einer Hand bündelt. Im Sinne eines Case Managements koordiniert sie darüber hinaus einen engen Kontakt zu mitbehandelnden Einrichtungen oder Ärztinnen. Die Behandlung ist langfristig angelegt und zeichnet sich durch eine hohe Kontinuität und Verlässlichkeit aus. Damit sollen Schwierigkeiten und Behandlungsabbrüche vermieden werden, die der Wechsel zwischen unterschiedlichen Behandlungssettings häufig nach sich zieht. Ein übergeordnetes Prinzip der IV-Borderline ist die Krisenfestigkeit. Hier bestehen abgestufte Möglichkeiten der ambulanten und stationären Krisenintervention. Krisen mit stationärem Behandlungsbedarf sind kein Ausschlussgrund, vielmehr ist deren Bewältigung und Reduktion in Kooperation mit den entsprechenden Stationen ein zentraler Teil des Konzeptes. Zur Vermeidung und besseren Bewältigung von Krisen wird frühzeitig mit jeder Patientin ein detaillierter Krisenplan erarbeitet (vgl. Kapitel 4.7).

Inhaltlich folgt das Konzept dem störungsspezifischen Ansatz mit der besten Evidenz, der Dialektisch-Behavioralen Therapie (DBT; u. a. Stoffers-Winterling et al., 2012). Weiter wird großer Wert gelegt auf die Gestaltung der therapeutischen Beziehung und eine ressourcenorientierte Haltung. Im Folgenden werden die Grundlagen der DBT sowie der Beziehungsgestaltung und Ressourcenarbeit beschrieben.

4.1.1 Die fünf Säulen der DBT

Die Behandlung basiert auf dem evidenzbasierten Verfahren der Dialektisch-Behavioralen Therapie (DBT) und deren fünf Säulen der Behandlungsstruktur (vgl. Abbildung 2; Linehan, 1996).

Die erste dieser Säulen ist die *wöchentliche Einzeltherapie*. Hierbei steht neben der Arbeit an individuellen Therapiezielen der Beziehungsaufbau und die anhaltende Motivationsarbeit zur Förderung und Aufrechterhaltung der aktiven Änderungsbereitschaft der Patientin (vgl. Kapitel 4.3, 4.4 und 4.5). Um eine kontinuierliche Behandlung zu gewährleisten, hat jede Patientin neben ihrer Bezugstherapeutin auch eine feste Vertretung.

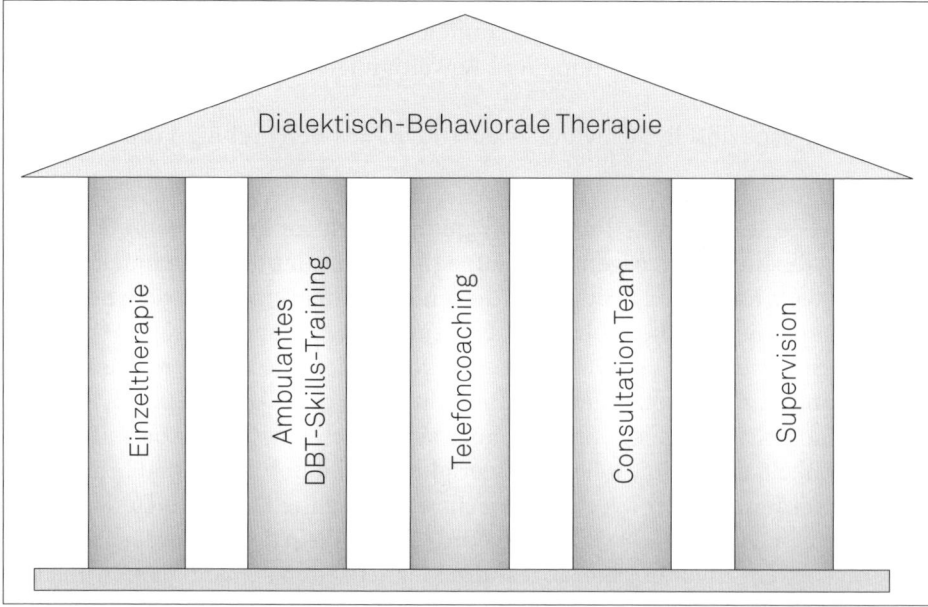

Abbildung 2: Die fünf Säulen der DBT

Neben der Einzeltherapie nehmen alle Patientinnen an einem *ambulanten DBT-Skills-Training* teil. Um den unterschiedlichen Voraussetzungen der Patientinnengruppe gerecht zu werden, wurden von dem bekannten Fertigkeitentraining, welches die fünf Module der DBT umfasst (Stresstoleranz, Emotionsregulation, Selbstwert, zwischenmenschliche Fertigkeiten, Achtsamkeit), zwei Modifikationen entwickelt: eine DBT-Einsteiger-Gruppe sowie eine DBT-Refresher-Gruppe (vgl. Kapitel 4.9).

Die dritte Säule der DBT stellt das *Telefoncoaching* dar. Telefonkontakte dienen der Krisenbewältigung und dem Skills-Coaching (vgl. Kapitel 4.6). Patientinnen können ihre Bezugstherapeutinnen in deren Arbeitszeit telefonisch erreichen oder werden nach Hinterlassen einer Rückrufbitte innerhalb von 24 Stunden zurückgerufen. Bei Abwesenheit der Bezugstherapeutin kann deren Vertretung angerufen werden. Im Falle einer akuten Krise steht darüber hinaus ein Krisentelefon zur Verfügung, welches von Montag bis Freitag zu den allgemeinen Geschäftszeiten besetzt ist. Am Wochenende und in der Nacht ist die Zentrale Notaufnahme der Klinik zuständig (vgl. Kapitel 4.7).

Als vierte Säule der Behandlung ist das wöchentliche *Consultation Team* (Sayrs & Linehan, 2019) fest in den Behandlungsalltag integriert. Alle Behandlerinnen des IV-Kernteams (Psychotherapeutinnen, Ärztinnen, Sozialpädagoginnen etc.) nehmen an dem Consultation Team teil. Hier werden die unterschiedlichen Problembereiche der Patientinnen nach der DBT-Hierarchie reflektiert: (1) mangelnde Distanzierung von akuter Suizidalität, (2) therapiezerstörendes Verhalten, (3) krisengenerierendes Verhalten, (4) Verbesserung der Mitwirkung in der Therapie und (5) sonstige die Lebensqualität betreffende Themen. Außerdem wird das Verhalten der Therapeutinnen, deren Orientierung an den therapeutischen Standards der DBT (Adhärenz) und auf einer Skala deren eigene emotionale Verwundbarkeit reflektiert. Zu Beginn eines Consultation Teams übernehmen einzelne Teammitglieder die Rolle der Hüterin der Dialektik und der Hüterin der Zeit sowie der Protokollführerin und Sitzungsleiterin (vgl. „Arbeitsblatt: Consultation Team" auf der CD-ROM). Jedes Consultation Team startet mit einer Achtsamkeitsübung. Das Consultation Team dient dazu, im Rahmen dialektischer Abwägungen im Team Kurs in der Behandlung zu halten. Hierüber kommt es zu einer Entlastung der Einzeltherapeutin durch die gemeinsame Verantwortung des gesamten Teams für die Behandlung der Patientin.

Die fünfte Säule der DBT ist die regelmäßige externe *Supervision*. Diese findet einmal monatlich statt und schafft Raum für die eingehendere Besprechung der jeweiligen Patientin. Neben der fallbezogenen Supervision ist eine Teamsupervision vorgesehen, um interaktionellen Problemen und Entwicklungen innerhalb des Teams gerecht zu werden. Darüber hinaus findet wöchentlich eine teaminterne Intervision statt.

4.1.2 DBT-Grundannahmen

Die Arbeit mit Borderline-Betroffenen wird von Psychotherapeutinnen häufig belastend erlebt. Suizidalität, Problemverhalten, schwierige Beziehungsgestaltung und die hohe Emotionalität der Patientinnen haben eine hohe Abbruchquote der Psychotherapien zur Folge (Gunderson et al., 1989; Skodol, Buckley & Charles, 1983). Um eine erfolgreiche Psychotherapie zu sichern, wird die Behandlung neben der festen Struktur der fünf Säulen der DBT nach den DBT-Grundannahmen ausgerichtet (vgl. Kasten).

> **DBT-Grundannahmen über Borderline-Patientinnen (Linehan, 1996)**
>
> 1. Borderline-Patientinnen versuchen, das Beste aus ihrer gegenwärtigen verheerenden Situation zu machen.
> 2. Borderline-Patientinnen wollen sich verändern.
> 3. Borderline-Patientinnen müssen sich stärker anstrengen, härter arbeiten und stärker motiviert sein, um sich zu verändern, dies ist ungerecht.
> 4. Borderline-Patientinnen haben ihre Probleme in der Regel nicht alle selbst verursacht, aber sie müssen sie selber lösen.
> 5. Das Leben suizidaler Borderline-Patientinnen ist, so wie es gegenwärtig gelebt wird, in der Regel unerträglich.
> 6. Borderline-Patientinnen müssen neues Verhalten in fast allen relevanten Bereichen erlernen.
> 7. Patientinnen können in der DBT nicht versagen.
> 8. Therapeutinnen, die mit Borderline-Patientinnen arbeiten, brauchen Unterstützung.

Die DBT-Grundannahmen über Borderline-Patientinnen unterstützen die Behandlerinnen darin, sich an die individuellen Hintergründe der Patientinnen zu erinnern und darüber eine validierende Sichtweise zu sichern beim gleichzeitigen Drängen auf Veränderung. Dies kann insbesondere während frustrierender und herausfordernder Therapiephasen helfen, die Dialektik zwischen akzeptanz- und veränderungsbasierten Strategien aufrechtzuerhalten. Damit schützt diese Grundhaltung auch vor einem Burnout der Therapeutinnen oder einem Abbruch der Behandlung.

Die Patientin wird über die therapeutische Haltung des Teams in der Therapieeingangsphase aufgeklärt. Die Grundannahmen über Borderline-Patientinnen werden zur Förderung des Commitments mit der Patientin diskutiert. Im Verlauf der Behandlung wird mit den Patientinnen hierauf immer wieder Bezug genommen.

Schiffsmetapher (vgl. Stiglmayr & Gunia, 2017)

Zur Veranschaulichung der therapeutischen Grundhaltung dient die Schiffsmetapher:

Für die Patientinnenperspektive wird ein Bild von einem Menschen geschaffen, der frühzeitig von seinen Eltern in einem kleinen Paddelboot aus Holz auf dem Meer ausgesetzt wurde [Grundannahme (4) Borderline-Patientinnen haben ihre Probleme in der Regel nicht alle selbst verursacht, aber sie müssen sie selber lösen]. Nach Jahren des Überlebenskampfes auf dem offenen Meer, mit hohen Wellen, Sturm, Flaute und beschwerlicher Suche nach Nahrung, hat sich das Boot langsam zersetzt und es ist nur noch eine Holzplanke übrig, an die sich die Schiffbrüchige verzweifelt festklammert [Grundannahme (5) Das Leben suizidaler Borderline-Patientinnen ist, so wie es gegenwärtig gelebt wird, in der Regel unerträglich]. Diese Planke stellt das Überleben sicher und die Schiffbrüchige weiß genau, wie sie sich bei Sturm verhält und wie sie sich in den Furchen festhalten muss. [Grundannahme (1) Borderline-Patientinnen versuchen, das Beste aus ihrer verheerenden Situation zu machen]. Die Haut der Schiffbrüchigen ist mit Algen übersät und durch das Wasser aufgedunsen, die Jahre des einsamen Lebens auf dem Meer haben Spuren hinterlassen. Nun kommt eines Tages plötzlich ein Kreuzfahrtschiff vorbei und wirft im Abstand von hundert Metern den Anker. Das Schiff leuchtet in bunten Farben und die Menschen vergnügen sich auf den Decks. Die Kapitänin ruft der Schiffbrüchigen zu, die ihr vertraute Planke doch einfach loszulassen und herüberzuschwimmen, um in Sicherheit zu sein. Die Schiffbrüchige zögert jedoch, sie ist sich nicht sicher, ob sie nach all den Jahren überhaupt noch schwimmen kann, sie fühlt sich fremd und nicht dazugehörig gegenüber der schillernden Welt auf dem Schiff. Sie vertraut nicht darauf, dass das Schiff noch dort sein wird, wenn sie die Planke losgelassen hat. Es gibt keine Sicherheit, dass sie sie nicht wieder von Bord schicken werden. Die Schiffbrüchige will etwas verändern, doch sie hat große Angst vor diesem alles verändernden Schritt und entscheidet sich eventuell zunächst aus Angst dafür, in der ihr vertrauten, wenn auch verheerenden und unerträglichen Umgebung zu bleiben. [Grundannahme (2) Borderline-Patientinnen wollen sich verändern].

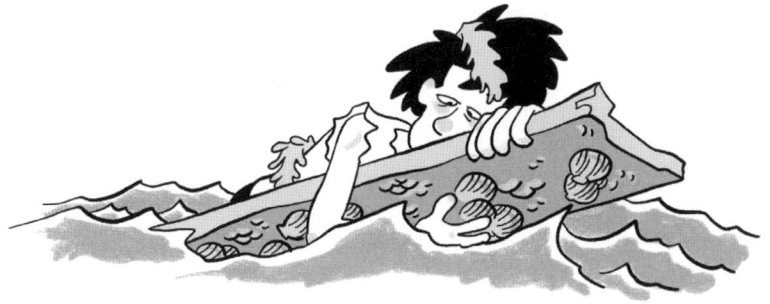

© Klaus Gehrmann

Zur Verdeutlichung der Perspektive der Therapeutin wird das Bild weiterentwickelt:

> Die Beiboote des Kreuzfahrtschiffes werden heruntergelassen und in jedem Boot sitzt eine Helferin (Therapeutin). Die Boote fahren auf die Schiffbrüchige zu und bilden in sicherer Entfernung einen Kreis um das weitere Vorgehen zu besprechen [Consultation Team; Grundannahme (8) Therapeutinnen, die mit Borderline-Patientinnen arbeiten, brauchen Unterstützung]. Nachdem eine gemeinsame Entscheidung getroffen wurde, fährt eine Helferin zu der Schiffbrüchigen und hält sich in einer sicheren Entfernung, sodass die Schiffbrüchige nicht auf das Boot klettern, sie die Helferin aber gut hören und sehen kann (Therapie). Die Helferin beginnt das Coaching und leitet die Schiffbrüchige an, das Schwimmen zu lernen [Grundannahme (6) Borderline-Patientinnen müssen neues Verhalten in fast allen relevanten Bereichen erlernen]. Hierbei wird zunächst nur ein Arm trainiert, um mit dem anderen Arm die schützende Planke festhalten zu können. Die Schiffbrüchige lässt sich nach anfänglichem Zögern darauf ein und erzielt erste Erfolge. Nach einer Weile ermutigt die Helferin sie dazu nun auch den zweiten Arm dazu zunehmen und den Weg bis zum Kreuzfahrtschiff zurückzulegen. Die Schiffbrüchige entscheidet sich schließlich aufgrund der bisherigen erfolgreichen Versuche dafür und lässt ihre Planke los. Trotz der langen Übungen mit dem einen Arm, kann dies nicht ohne Probleme auf den anderen Arm übertragen werden [Grundannahme (3) Borderline-Patientinnen müssen sich stärker anstrengen, härter arbeiten und stärker motiviert sein, um sich zu verändern, dies ist ungerecht]. Sie gerät ins Rudern und taucht immer wieder mit dem Kopf kurz unter Wasser, sie schreit um Hilfe. Sie befindet sich in existenzieller Not und ist nun nicht mehr in der Lage, klar zu denken (Krise). Die Helferin überlegt nun, was sie tun kann. Sie könnte die Schiffbrüchige in ihr Boot holen, dann würde sie jedoch nur lernen, dass sie gerettet wird, wenn sie laut genug schreit und dass sie es alleine nicht geschafft hätte. Außerdem hätte sie gelernt, dass die anderen Boote sie nicht gerettet hätten und sie hätten ertrinken lassen. Sie würde noch nicht schwimmen können.
>
> In der DBT würde sich das Team der Helferinnen dafür entscheiden, die Schiffbrüchige nicht ins Boot zu holen, sondern sie mit prägnanten und konkreten Anweisungen anleiten, das Schwimmen zu lernen und sich selbst zu retten. Die Therapeutinnen können die Patientin nicht retten, sie können ihr aber helfen [Grundannahme (7) Patientinnen können in der DBT nicht versagen].

Sayrs und Linehan (2019) definieren darüber hinaus DBT-Grundannahmen der Therapie (vgl. Kasten). Diese beziehen sich auf die therapeutische Umsetzung und auf die Ansprüche und Verhaltensweisen der Behandlerinnen.

> **DBT-Grundannahmen der Therapie (Sayrs & Linehan, 2019)**
> 1. Eine DBT-Behandlerin sollte im besten Fall den Patientinnen helfen, den eigenen ultimativen Zielen näher zu kommen.
> 2. Klarheit, Präzision und Mitgefühl sind von äußerster Wichtigkeit in der Therapie.
> 3. Die therapeutische Beziehung ist eine gleichberechtigte, wirkliche Beziehung.
> 4. Verhaltensprinzipien sind universell, bei DBT-Behandlerinnen und Patientinnen.
> 5. DBT-Behandlerinnen können scheitern.
> 6. Die DBT-Behandlung kann scheitern, auch wenn DBT-Behandlerinnen dies nicht tun.

Die erste Grundannahme der Therapie beschreibt den Wechsel zwischen dem Drängen auf Veränderung, auch wenn es für die Patientin anstrengend ist, und der Akzeptanz, sofern dies effektiver für die langfristige Zielerreichung ist. Weiterhin meint die Grundannahme 2, dass die Behandlerin in der therapeutischen Beziehung neben Mitgefühl und Zugewandtheit eine klare Haltung einnimmt, mit präzisen, strategischen Interventionen und einem klaren Behandlungsplan. Die Grundannahme 3 benennt die Gleichberechtigung in der therapeutischen Beziehung. Dies bedeutet auch, dass auch bei der Behandlerin Prinzipien über Verhalten und Lernen bestehen, die Behandlerin jedoch bereits lernen konnte, Skills einzusetzen und möglicherweise eine andere Neurobiologie aufweist (Grundannahme 4). Diese Grundannahme kann helfen, die Patientinnen und Behandlerinnen besser zu verstehen und die Behandlung dadurch effektiver zu gestalten. Die fünfte Grundannahme benennt, dass DBT-Behandlerinnen, im Gegensatz zu Patientinnen, scheitern können. Diese Grundannahme soll weniger den Druck auf die Behandlerin erhöhen, als den eigenen Perfektionsanspruch der Behandlerinnen reduzieren. Da die Fehleranfälligkeit einer jeden Behandlerin groß ist, hat die DBT das Consultation Team installiert, welches die Behandlung durch mehrere Behandlerinnen überwacht und modifiziert. Dennoch ist es möglich, dass die DBT-Behandlung einer Patientin nicht erfolgreich ist, dies bedeutet nicht, dass die DBT-Behandlerin Fehler gemacht hat (Grundannahme 6). Der wissenschaftliche Stand zu Verhaltensänderungen ist limitiert und somit ist es auch die Wirkung der DBT. Mithilfe eines Hüters der Dialektik wird in Teamsitzungen und Supervisionen für die Einhaltung der Grundannahmen sensibilisiert.

4.1.3 Beziehungsgestaltung

Die Gestaltung der therapeutischen Beziehung ist zentral für die Behandlung von Borderline-Patientinnen. Kernmotive Borderline-Betroffener in der Beziehungsgestaltung sind nach dem Motivorientierten Indikations- und Interventionsmodell (MIIM; Fydrich, 2001) die innere Leere und den emotionalen Schmerz zu vermeiden und absolute Anerkennung und unbedingte Akzeptanz zu erlangen. Im Sinne einer komplementären Beziehungsgestaltung, d. h. zum Aufbau von Vertrauen und eines konstruktiven Beziehungsklimas, werden diese Motive bedient. Gleichzeitig werden veränderungsorientierte Strategien eingesetzt, um der Erreichung therapeutischer Ziele näher zu kommen.

Die DBT beschreibt in den Grundannahmen der Therapie die Beziehungsgestaltung in ihren Grundzügen (vgl. Kasten im Kapitel 4.1.2). Der Wechsel zwischen Akzeptanz und Veränderung wird als ein „Tanz auf einem energiegeladenen Boden" betrachtet. Die Aufrechterhaltung dieser Dialektik ist Kern der therapeutischen Arbeit. Therapeutische Strategien zur Akzeptanz wie beispielsweise die Problemerhebung, reziproke Kommunikationsstrategien und Validierungsstrategien werden bei Stiglmayr und Gunia (2017) beschrieben. Als Strategien der Veränderung werden die Problemlösung, das Kontingenzmanagement, die expositionstherapeutischen Elemente sowie die kognitive Umstrukturierung, provokante Kommunikationsstrategien und die Vermittlung von Fertigkeiten benannt.

Als eine wesentliche dialektische Strategie beschreiben Stiglmayr und Gunia (2017) die Wippe („Teeter-Totter"). Diese besagt, dass die Therapeutin sich auf der Beziehungsebene stets der Patientin anpasst. Wenn die Patientin sich der Therapeutin zuwendet und ihr entgegenkommt, beispielsweise durch Einwilligung in den Lebensvertrag, dann kann auch die Therapeutin auf die Patientin zugehen und ihr etwas anbieten. Auf der anderen Seite nimmt sich die Therapeutin zurück und nimmt Abstand, wenn sich die Patientin ihrerseits abwendet oder destruktiv verhält.

Grundsätzlich ist der therapeutische Rahmen durch Verlässlichkeit und Sicherheit gekennzeichnet. Dies spielt vor allem bei Menschen, die in ihrem Leben wiederholt die Erfahrung von Unzuverlässigkeit, Beziehungsabbrüchen und Grenzüberschreitungen gemacht haben, eine besondere Rolle. Die Patientin hat so schon in der therapeutischen Beziehung die Möglichkeit, erste korrigierende Erfahrungen zu sammeln. Eine tragfähige therapeutische Beziehung hat eine direkte regulative Funktion. Die Therapeutin ist der Patientin ein interessiertes, aktives und antwortendes sowie authentisches Gegenüber. Eine abwartend-distanzierte therapeutische Haltung verunsichert Borderline-Betroffene. Das Vorgeben von Struktur bietet Halt und Orientierung und ermutigt die Patientinnen, sich selbst aktiv in die Therapie einzubringen (siehe auch DBT-Grundannahme der Therapie 2).

Es ist zu erwarten, dass Patientinnen mit sehr großen Hoffnungen und Idealisierungstendenzen in die Therapie kommen. Auf die Gefahr potenzieller Enttäuschungen weist die Therapeutin die Patientin deshalb hin und kommuniziert, dass auch die Therapeutin als Mensch nicht perfekt ist. Der Patientin kann Unterstützung angeboten werden um mit den Schwächen der Therapeutin einen Umgang zu finden. Eventuell ist es an dieser Stelle bereits möglich, ein Muster der Patientin validierend zu identifizieren. Wann immer angebracht und möglich, steht die Therapeutin zu eigenen Fehlern und entschuldigt sich für diese. Auf keinen Fall sollte sich die Therapeutin aus Schamgefühlen rechtfertigen oder über eigene Fehler ignorierend hinweggehen. Eine weitere Gefahr besteht im Vermeiden eines authentischen Einlassens auf den therapeutischen Prozess. Neben Idealisierung kann auch ein sehr zurückhaltendes, zuweilen auch von Misstrauen geprägtes, prüfendes Verhalten seitens der Patientin auftreten. Beispiele hierfür wären Situationen, in denen Patientinnen gehäuft auf dem Krisentelefon mit unterschiedlichen Anliegen anrufen um die Zuverlässigkeit der Therapeutin zu testen oder in denen Patientinnen vorgeben, kein Interesse an der Therapie zu haben und unzuverlässig sind, um die tatsächliche Motivation der Therapeutin für die Behandlung zu überprüfen. Sogenannte Beziehungstests stellen Therapeutinnen beim Aufbau einer vertrauensvollen Patientin-Therapeutin-Beziehung vor Herausforderungen. Ein konstruktiver Umgang damit gelingt vor allem durch ein wertschätzendes und authentisches Auftreten der Therapeutin. Das kann bedeuten, der Patientin offen eigene Grenzen zurückzumelden. Wenn es möglich erscheint, kann es hilfreich sein das „Austesten" und das dahinterstehende Bedürfnis metakommunikativ zu thematisieren. Ein vielleicht sogar gut gemeintes Ausweiten eigener Grenzen wirkt sich dagegen in der Regel schädigend auf die therapeutische Beziehung aus. Sollten sich Patientinnen in der Anfangszeit der Therapeutin gegenüber besonders kritisch äußern, kann es ebenfalls hilfreich sein, zugrunde liegende Unsicherheit und Skepsis zu validieren und unter Berücksichtigung eigener Grenzen weiterhin wohlwollend zugewandt zu bleiben. Stetes Validieren auf allen Stufen (vgl. Kasten) unterstützt den Beziehungsaufbau. Ebenso wichtig ist eine der Patientin entsprechende, natürliche und anschlussfähige Sprache. Eine allzu therapeutische Ausdrucksweise kann künstlich und floskelhaft wirken und sogar beziehungsschädigend sein, wenn sich die Patientin darin nicht ausreichend gesehen fühlt.

> **Validierungsstufen nach Sayrs und Linehan (2019)**
>
> - *V1:* Zuhören und Beobachten
> - *V2:* Genaue Reflexion: „Ich habe ... verstanden, ist das richtig?"
> - *V3:* Verbalisieren
> - *V4:* Validierung in Zusammenhang vergangener Lernerfahrungen oder biologischer Dysfunktionen
> - *V5:* Validierung in Zusammenhang gegenwärtiger Umstände
> - *V6:* Radikale Echtheit

Im Rahmen der IV-Behandlung werden die genannten Strategien gezielt eingesetzt. Die dialektische Beziehungsgestaltung kommt bereits beim Informationsgespräch zum Tragen. In der Therapieeingangsphase (vgl. Kapitel 4.3) soll eine tragfähige Beziehung aufgebaut und die Patientinnen über das Therapieangebot und die notwendigen Rahmenbedingungen aufgeklärt werden. Die Therapeutin wendet sich der Patientin wertschätzend zu und transportiert die eigene Motivation für eine Zusammenarbeit. Den Patientinnen wird vermittelt, dass eine Unterstützung auch bei Krisen angeboten wird. Gleichzeitig wird die Patientin darauf hingewiesen, dass die intensive Therapie erst nach Abschluss der Therapieeingangsphase und nach einer Teamvorstellung beginnt. Die Teamvorstellung ermöglicht schließlich, die unterschiedlichen dialektischen Aspekte auf die Teammitglieder aufzuteilen. So hat in diesem Rahmen die Bezugstherapeutin die Chance, die Patientin während der Vorstellung zu unterstützen und für die Akzeptanz der Schwierigkeiten der Patientin zu werben, das heißt die Beschwerden und Bemühungen zu validieren. Die weiteren Teammitglieder können demgegenüber die Veränderungsmotivation stärken, beispielsweise durch das kritische Reflektieren von Problemverhalten und Therapiezielen.

4.1.4 Ressourcenorientierung

Ressourcenorientierung ist ein Grundprinzip der IV-Borderline. Neben dem Fokus auf die Reduktion von Problemverhalten und Psychopathologie nimmt die explizite Arbeit an der Identifikation und dem Aufbau von Ressourcen der Borderline-Betroffenen eine wichtige Rolle ein. Nestmann (1996) definiert Ressourcen als: „letztlich alles, was von einer bestimmten Person in einer bestimmten Situation wertgeschätzt wird oder als hilfreich erlebt wird" und weiter „eine Sache ist nicht an sich eine Ressource, sondern wird erst dann zu einer solchen, wenn sie von einem Menschen für dessen individuelle Zwecke genutzt wird". Neben der Funktionalität ist dabei auch die positive Bewertung durch den Betroffenen oder einen Beobachter von Relevanz (Schiepek & Cremers, 2003). So werden Ressourcen klar von Problemverhalten (z. B. Selbstverletzungen, Substanzmissbrauch o. Ä.) abgegrenzt, die zwar in der Regel ebenfalls eine Funktion erfüllen (z. B. Anspannungs- und Emotionsregulation), dabei jedoch die Erreichung wichtiger Ziele verhindern (z. B. funktionale Emotionsregulation, Selbstakzeptanz, Lebenszufriedenheit, körperliche Gesundheit) und daher von der Person selbst oder der Umwelt als negativ bewertet werden. Prinzipiell, so die Annahme, hat jede – auch die psychisch beeinträchtigte – Person Ressourcen und damit Möglichkeiten, sich weiterzuentwickeln und ihre Umwelt in günstigerer Weise zu gestalten. Es kann zwischen externen und internen Ressourcen unterschieden werden. Caplan (1964) unterschied bezüglich externer Ressourcen zwischen sozialen (Zuwendung, Akzeptanz), soziokulturellen (Rollenverteilung, Grundrechte in Gesellschaft) und materiellen Ressourcen (Wohnung, Berufstätigkeit, finanzielle Sicherheit, Nahrung). Interne Ressourcen sind ebenso vielschichtig. Hierzu gehören Fähigkeiten der Selbst- und Fremdwahrnehmung, der Selbstregulation, z. B. von Affekten und Impulsen, der Regulierung von Beziehungen, z. B. Nähe und Distanz, aber auch

Fähigkeiten, sich wechselnden Anforderungen und Umweltbedingungen anzupassen oder kreative Lösungen für Probleme zu finden. Auch soziale Kompetenzen, wie beispielsweise sich bei Bedarf, Hilfe zu holen oder Grenzen zu setzen, sind als interne Ressource zu verstehen. Stabile Wertüberzeugungen und positive Glaubenseinstellungen können es ermöglichen, Sinnhaftigkeit und Hoffnung auch in schwierigen Lebenssituationen zu empfinden. Auch das Bewusstsein einer eigenen Identität als Person und ein stabiles Selbstwertgefühl stellen wichtige Ressourcen dar. Ressourcenaktivierung gilt als ein wichtiger Wirkfaktor der Psychotherapie (Grawe, 1998).

Erfahrungsgemäß fällt es Borderline-Betroffenen aufgrund ihrer Lerngeschichte und ihres negativen Selbstkonzeptes schwer, sich auf die Fokussierung positiver Emotionen und Erfahrungen einzulassen. Dies wird in zahlreichen Studien bestätigt, welche neben einer generellen Tendenz zur Emotionsvermeidung (Jacob, Ower & Buchholz, 2013) auch ein vergleichsweise stärkeres Erleben negativer Gefühle sowie schnelleres Abnehmen positiven Erlebens zeigten (Williams, 2015). Umso stärker ist es Aufgabe der Therapeutin, immer wieder auf funktionales Verhalten und den Ausbau von Ressourcen zu fokussieren. Ebbecke-Nohlen (2001) beschreibt die Borderline Symptomatik als „eine besondere Form der Organisation von Ambivalenz" im Sinne von Lösungsversuchen, für die es „gute Gründe" gibt.

Grundsätzlich ist der Ansatz, an vorhandene Stärken und Potenziale von Menschen anzuknüpfen und diese für die therapeutische Veränderung zu nutzen, nicht neu. In aktuellen Therapiekonzepten zeigen sich breite ressourcenorientierte Ansätze. Traumatherapeutische Konzepte wie die psychodynamisch imaginative Traumatherapie nach Reddemann (2009) oder die Imagery Rescripting and Reprocessing Therapy nach Schmucker und Köster (2014) nutzen explizit positive Ressourcen- und Bewältigungsbilder. Bohus und Wolf-Arehult (2018) setzen im Einführungsteil ihres Manuales für das Skills-Training Ressourcen mit Skills gleich, von denen Borderline-Betroffene im Umgang mit aversiven Gefühlen und Situationen ebenso wie „normale" Menschen bereits ein breites Repertoire haben, das schon ganz automatisch angewandt wird. Der Fokus liegt im Verlauf weiter auf Fähigkeiten und Fertigkeiten sowie deren Entwicklung. Darüber hinaus werden Metaphern genutzt, die die Stärken Borderline-Betroffener herausstellen. Der Umgang mit dem extremen emotionalen Erleben wird mit dem Fahren eines Ferraris oder dem Reiten eines Wildpferdes gleichgestellt. Zwei Metaphern, die sowohl die Stärke als auch Impulsivität der Betroffenen versinnbildlichen, gleichzeitig jedoch deutlich machen, wie wichtig der Aufbau guter „Fahr- bzw. Reitkompetenzen" ist, um die eigenen Ressourcen auch sinnvoll nutzen zu können.

Neben der Arbeit an Ressourcen im Sinne eines Therapiebausteins, der ergänzend zur Arbeit an Defiziten und Problemen notwendig erscheint, wird Ressourcenorientierung auch als grundlegende therapeutische Haltung verstanden. Diese findet sich auch in der therapeutischen Grundhaltung der DBT (vgl. Kapitel 4.1.2), so wird beispielsweise in der ersten Grundannahme davon ausgegangen, dass Borderline-Betroffene in jeder Situation bereits tun, was ihnen möglich ist. Wenn sie es anders könnten, so würden sie die Situation anders lösen. Eine solche Herangehensweise soll dabei helfen, immer wieder das unglaubliche Bemühen der Patientinnen zu würdigen, jeden Tag ihren Alltag zu meistern und sich herausfordernden Situationen zu stellen. Unachtsame negative und damit therapieschädigende Bewertungen durch Therapeutinnen soll damit vorgebeugt werden. Die Arbeit mit der Dialektik zeigt den Patientinnen neben dem Drängen auf Veränderung und dem weiteren Aufbau von Ressourcen immer wieder die subjektive Nachvollziehbarkeit der bisherigen Lösungsversuche (Validierung). Als höchster Grad der Validierung findet sich das Cheerleading im Sinne eines tiefen Vertrauens in das Potenzial des Betroffenen, dem durch regelhaftes Anfeuern bzw. respektvolles Empowerment Ausdruck verliehen wird.

All diese Aspekte werden in der IV-Borderline in das ganzheitliche Behandlungskonzept mit einbezogen. Die Sozialarbeiterin stellt mit den Betroffenen sicher,

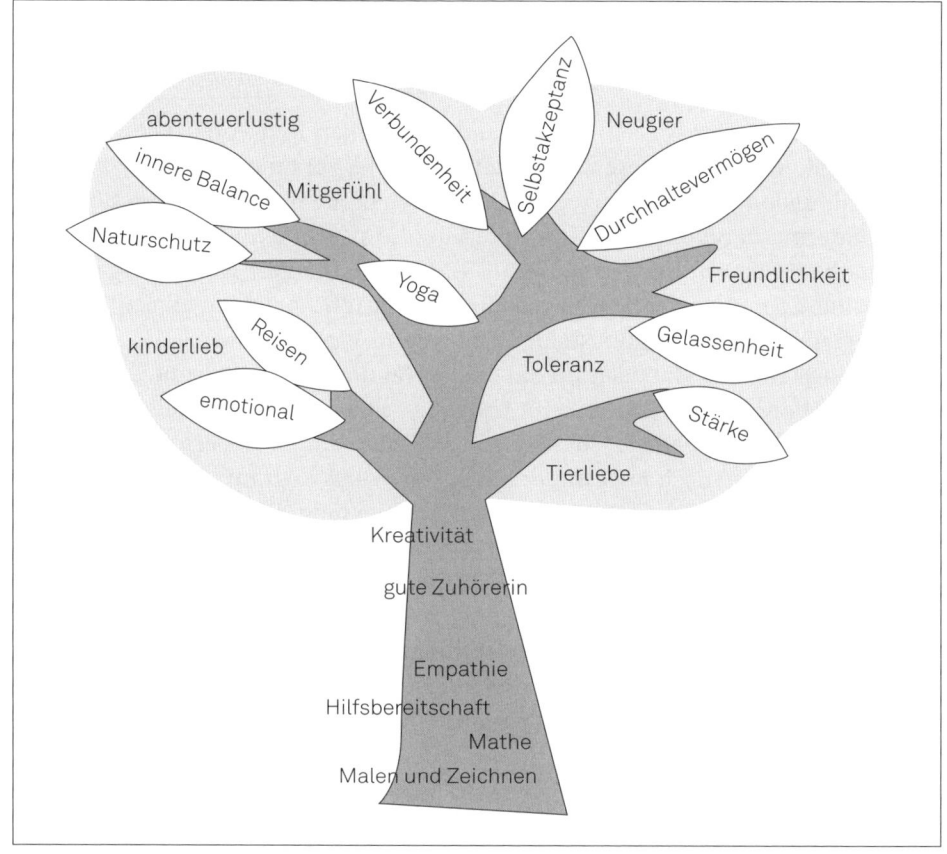

Abbildung 3: Ressourcenbaum von Frau Sample

dass die externen Ressourcen abgesichert sind, sodass in der Psychotherapie am Ausbau interner Ressourcen gearbeitet werden kann. Dies stellt einen erheblichen Vorteil zur ambulanten Regelversorgung dar, da die Therapeutinnen sich ausschließlich auf die Stärkung interner Ressourcen fokussieren können, ohne mit oft nur unzureichendem Wissen Belange finanzieller und behördlicher Natur mit auffangen zu müssen.

Je nach Schwere der Erkrankung und angepasst an die spezifischen Symptome und Bedürfnisse der Patientin sollten ressourcenaktivierende und -aufbauende Interventionen in die Behandlung einfließen. Neben einer ressourcenfokussierten Gesprächsführung, die immer wieder funktionales Verhalten und Fähigkeiten markiert, dem werteorientierten Herausarbeiten von Zielen (vgl. Kapitel 4.3.5), dem Aufbau neuer Ressourcen unter anderem in der Selbststeuerung und im Krisenmanagement (vgl. Kapitel 4.7) findet sich Ressourcenarbeit in der Anfangsphase auch ganz explizit im Rahmen von ressourcenaufdeckenden Interventionen. So werden von den Patientinnen häufig Ressourcenbäume (in Variationen zum Beispiel beschrieben von Reddemann [2004] oder Denborough [2017]) angefertigt, entweder in der Einzeltherapie, in der Kunsttherapie oder auch in der ambulanten Ergotherapie (vgl. Abbildung 3).

4.2 Zugang und Kontaktaufnahme

Es gibt unterschiedliche Wege, über welche die Borderline-Betroffenen in die Behandlung finden können. Der Erstkontakt findet zumeist während eines stationären Aufenthaltes in der Klinik statt. Auch über die psychiatrischen Institutsambulanzen können Patientinnen die Behandlung aufnehmen. Weitere Zugangswege sind die Zuweisung durch ambulante Psychiaterinnen oder Psychotherapeutinnen sowie andere Kliniken im Umfeld. Über ausgelegte Flyer und Öffentlichkeitsarbeit ist es möglich, direkte Zugangswege für die Patientinnen zu schaffen.

Vor der ersten Kontaktaufnahme werden einige der Indikationskriterien für die Aufnahme in die IV-Borderline geprüft (vgl. Kapitel 3.1). Im Rahmen eines ersten Informationsgespräches wird die Patientin über das Behandlungskonzept aufgeklärt und die Passung hinsichtlich der weiteren Zugangsvoraussetzungen überprüft (vgl. Kasten).

Inhalte des Informations- und Kennenlerngespräches

- Aufklärung über Behandlungskonzept:
  - Strukturelle Rahmenbedingungen
  - Therapeutisches Konzept
  - Leitbild „ambulant vor stationär"

Kapitel 4

> - Zusammensetzung des Kernteams
> - Erläuterung der Therapiemodule
> - Dauer der Therapie und Möglichkeiten einer Verlängerung
> - Indikationskriterien überprüfen (vgl. Kapitel 3.1)
>   - Borderline-Diagnose überprüfen
> - Lebensvertrag als „Eintrittskarte"
> - Inhalte der Therapieeingangsphase
> - Teamvorstellung ankündigen
> - Qualitätssicherung
> - Informationsblatt aushändigen

Der Patientin werden die strukturellen Rahmenbedingungen und das therapeutische Konzept der IV-Borderline vorgestellt. Dazu gehört die Darstellung des Leitbildes „ambulant vor stationär". Die Patientin erfährt von der Zusammensetzung

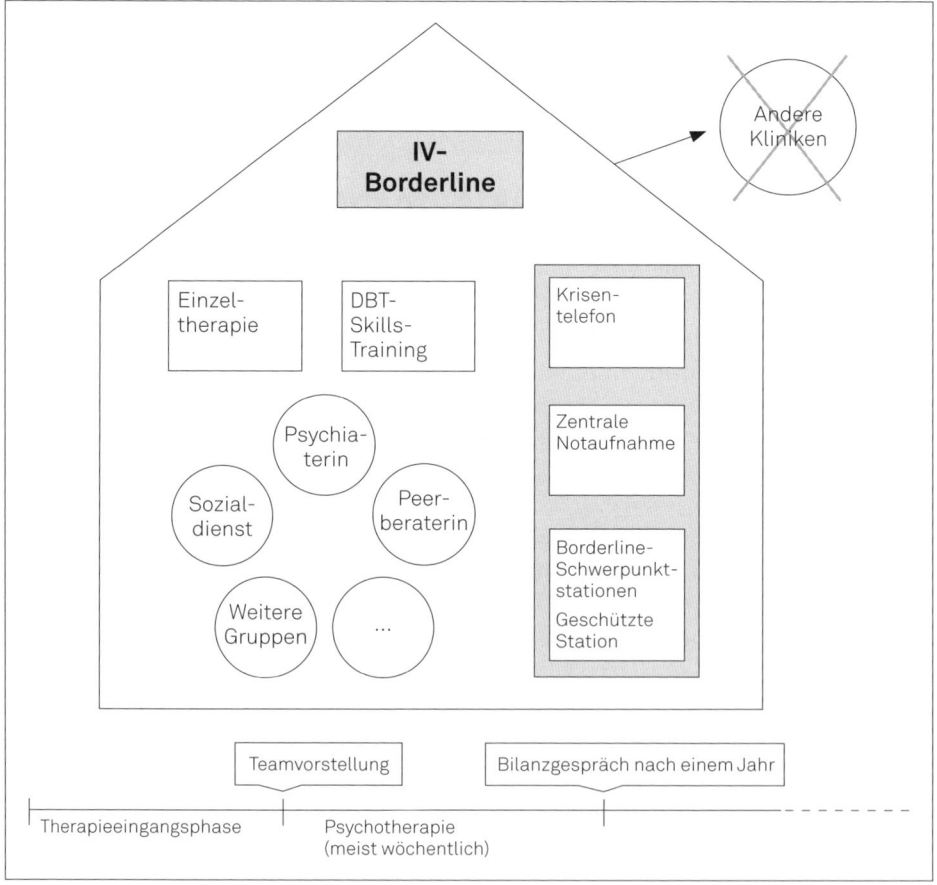

Abbildung 4: Schaubild IV-Borderline

des Kernteams der Integrierten Versorgung und Vertretungsregelungen sowie den einzelnen Modulen der Integrierten Versorgung wie Einzel- und Gruppentherapien, der Möglichkeit von Sozialberatung, Telefoncoaching und Unterstützung durch das Krisentelefon (vgl. Abbildung 4).

Der Patientin wird dargestellt, dass die regelmäßige Einzeltherapie vorerst auf ein Jahr begrenzt wird, jedoch bei gutem Verlauf die Option einer Verlängerung auf zwei Jahre nach erneuter Prüfung besteht. Die Perspektive einer Ablösung nach zwei Jahren in Form von potenziell weitmaschiger Begleitung wird in Aussicht gestellt. Vertiefend erhält die Patientin einige erste Informationen darüber, was unter der DBT zu verstehen ist, hier wird vor allem die Bergführerin-Metapher (vgl. Kasten) genutzt. Möglichkeiten, Herausforderungen und Grenzen des Konzeptes werden für eine realistische Erwartungshaltung der Patientin kurz reflektiert (informed consent). Der Beziehungs- und Commitmentarbeit kommt bereits im ersten Kontakt Bedeutung zu. So wird an dieser Stelle beispielsweise bereits die Voraussetzung eines Lebensvertrages während der Behandlung angesprochen und über Inhalte der Therapieeingangsphase aufgeklärt. Darüber hinaus wird über die begleitende Qualitätssicherung informiert. Als erster Meilenstein, der gemeinsam erreicht werden kann, wird die Vorstellung der Patientin im Gesamtteam im Übergang von der Therapieeingangsphase zur eigentlichen Behandlung in Aussicht gestellt.

> **Bergführerin-Metapher (vgl. Stiglmayr & Gunia, 2017)**
>
> Ähnlich einer Bergführerin der Wanderin steht das Therapeutinnenteam der Patientin zur Seite. Es leitet ihr den Weg und steckt Teilziele gemeinsam mit der Patientin fest. Es überprüft die Ausrüstung, benennt bereits bestehende Fertigkeiten und baut diese aus. Es macht Vorschläge, wie schwierige und enge Stellen zu überqueren sind und wo bei schlechtem Wetter eine Schutzstation gefunden werden kann. Es steht der Patientin stets zur Seite. Das Team kann der Patientin helfen, den Weg zu gehen, es kann sie jedoch nicht tragen, den Weg muss sie selbst gehen.

Nach der Vorstellung des Behandlungsangebotes findet eine erste grobe Anamnese zur Symptomatik der Patientin statt. Die Diagnose einer Borderline-Persönlichkeitsstörung wird überprüft, um die Gefahr eines potenziellen Fehleinschlusses zu reduzieren. Die Borderline-Erkrankung sollte im Vordergrund stehen und die Patientin sollte sich in der Diagnose wiederfinden. Patientinnen erhalten zum Abschluss des Informationsgesprächs ein Informationsblatt (vgl. Abbildung 5 sowie Vorlage auf der CD-ROM) und eine Bedenkzeit, die sie bewusst für eine Entscheidung nutzen. Bei Zustimmung beginnt die Therapieeingangsphase mit dem Folgetermin, in der Regel findet dieser in der Folgewoche statt.

Informationsblatt: Integrierte Versorgung (IV) – Borderline

Liebe Patientin, lieber Patient,

es freut uns, dass Sie sich für die Behandlung in der Integrierten Versorgung (IV) – Borderline interessieren. Um Ihnen die Entscheidung für oder gegen eine Behandlung bei uns zu erleichtern, möchten wir Ihnen hier unser Behandlungsangebot erklären und gleichzeitig unsere Voraussetzungen hierfür erläutern.

Die Behandlung in der IV-Borderline bietet:
- Ambulante Einzelpsychotherapie (DBT),
- ambulante Gruppentherapie (DBT-Gruppen),
- ein umfassendes Case Management, d. h. die Einbindung und Vernetzung unterschiedlicher Mitbehandlerinnen und Mitbehandler sowie Mitbetreuerinnen und Mitbetreuer,
- eine psychiatrische Behandlung falls notwendig,
- eine sozialarbeiterische Betreuung,
- bei Bedarf eine aufsuchende Behandlung, d. h. Hausbesuche oder Begleitungen zu Ämtern,
- eine 24-Stunden-Erreichbarkeit über das Krisentelefon oder unsere Notaufnahme,
- ambulante und bei Bedarf auch stationäre Krisenintervention.

Sie bekommen eine Bezugstherapeutin/einen Bezugstherapeuten und eine Vertretung, die während Urlaubs- und Krankheitszeiten ansprechbar ist. Bei Abwesenheit dieser beiden Therapeutinnen bzw. Therapeuten können Sie von Montag bis Freitag in den Geschäftszeiten ein Krisentelefon erreichen.

Wenn Sie sich für eine Behandlung in der IV-Borderline entscheiden, werden wir zu Ihrem Sektorkrankenhaus, d. h. wir wären Anlaufstelle für alle psychischen und psychiatrischen Anliegen. Eine psychiatrische stationäre Behandlung in einem anderen Krankenhaus ist dann nicht möglich.

Eine bereits bestehende ambulante Psychotherapie oder psychiatrische Behandlung kann fortgeführt werden. An einer engen Zusammenarbeit mit den ambulanten Kolleginnen und Kollegen sind wir in diesem Fall sehr interessiert. Dies gilt ebenso für etwaige ASP- oder rechtliche Betreuerinnen und Betreuer.

Sollten Sie sich für eine Behandlung bei uns entscheiden, beginnen Sie in der sogenannten Therapieeingangsphase, die mit einer persönlichen Vorstellung im Behandlerteam abschließt.

Der Erstvertrag in der IV-Borderline hat eine Laufzeit von einem Jahr. Nach Ablauf dieser Zeit setzen wir uns mit Ihnen im Team zusammen und überprüfen gemeinsam weitere Behandlungsziele für eine Verlängerung des IV-Vertrages.

Damit eine sinnvolle Behandlung bei uns möglich wird, müssen Sie folgende Bedingungen erfüllen:
- Sie leiden an einer Borderline-Erkrankung und möchten etwas an Ihren Problemen verändern.
- Sie wohnen in räumlicher Nähe zu uns.
- Sie haben keine stationären Behandlungen in anderen Kliniken geplant.
- Sie stimmen dem Konzept der Behandlung „ambulant vor stationär" zu: Stationäre Aufenthalte sollen, soweit möglich, vermieden werden und Krisen mit ambulanter Unterstützung bewältigt werden.
- Sie sind bereit, sich gemeinsam mit uns auf mögliche Krisen vorzubereiten und alternative Verhaltensweisen im Vorfeld zu üben.
- Sie sind bereit, an einer DBT-Gruppentherapie teilzunehmen.
- Sie sind bereit, einen Lebensvertrag zu unterschreiben, d. h., Sie können zusichern, Ihr Leben während der Behandlung nicht absichtlich oder unabsichtlich in Gefahr zu bringen.

Bei Fragen, Anliegen oder Interesse melden Sie sich unter Tel.: _____

Ihr IV-Borderline-Team

Abbildung 5: Informationsblatt: Integrierte Versorgung (IV) – Borderline

Fallbeispiel: Einführung und Indikation

Wir möchten Sie an dieser Stelle mit der 25-jährigen Frau Sample bekannt machen. Sie wird uns durch dieses Buch begleiten. An ihrem Beispiel werden wir immer wieder unser Vorgehen beschreiben. An vielen Stellen bilden wir Arbeitsmaterialien ab, die sie in der Therapie ausgefüllt hat. Blankoversionen dieser Materialien finden sich auf der beiliegenden CD-ROM.

Bevor wir Frau Sample in der IV-Borderline kennenlernen, kommt sie aufgrund einer Tablettenüberdosierung mit Rettungswagen in die Notaufnahme. Sie ist kaum ansprechbar, hat offenbar vom Hausarzt verschriebene Benzodiazepine und Antidepressiva in größerer Menge eingenommen. Den Notarzt hat ein Mitbewohner gerufen. Diesem zufolge sei der Tabletteneinnahme ein Konflikt mit dem Partner von Frau Sample vorausgegangen. Dieser habe die Wohnung verlassen. Nach medizinischer Stabilisierung wird Frau Sample zur Krisenintervention auf die Borderline-Station verlegt. Dies ist bereits die zwölfte stationär-psychiatrische Behandlung. Die vorherigen waren ebenfalls durchweg Kriseninterventionen und fanden in verschiedenen Kliniken statt. Geplante Psychotherapien gab es bislang nicht.

Auf der Station wird bei ihr eine Borderline-Persönlichkeitsstörung diagnostiziert. Zudem bestehen eine Posttraumatische Belastungsstörung (PTBS), eine rezidivierende depressive Störung, ein Substanzmissbrauch und eine Bulimie. Es werden die weiteren Indikationskriterien überprüft: Sie ist schwer erkrankt und ist in einer teilnehmenden Krankenkasse versichert. Der bisherige Lebensmittelpunkt von Frau Sample lag in der WG des Partners in unmittelbarer Nähe der Klinik. Inwieweit dies Bestand hat, muss im weiteren Verlauf geklärt werden.

Nachdem sich Frau Sample auf Station etwas stabilisiert hat, führt eine Mitarbeiterin der IV-Borderline ein Informationsgespräch mit ihr. Frau Sample habe in der Vergangenheit noch keine geplanten Therapien wahrgenommen, zeigt sich aber interessiert und motiviert für eine längerfristige Behandlung. Sie glaube, in der aktuellen Situation noch einige Tage auf der Station zu benötigen, kann sich aber vorstellen, die Therapie nach dem Prinzip „ambulant vor stationär" weiterzuführen. Damit sind die Indikationskriterien erfüllt und Frau Sample kann in die Therapieeingangsphase starten.

4.3 Therapieeingangsphase

Die Therapieeingangsphase der IV-Borderline zielt neben der Erhebung relevanter Informationen für die Therapie insbesondere auf den ersten Beziehungsaufbau und die Stärkung des Commitments für die Behandlung.

Die Abbruchquoten der ambulanten Psychotherapie bei Borderline-Betroffenen wurden in der Vergangenheit im Vergleich zu anderen Erkrankungen als sehr hoch beschrieben und liegen zwischen 43 % (Gunderson et al., 1989) und 67 % (Skodol et al., 1983). Cinkaya et al. (2011) bestätigten erneut, dass diese Patientinnengruppe die höchste Abbruchrate in einer Psychotherapie aufweist. Ben-Porath (2004) hingegen fasst zusammen, dass Behandlungsansätze bei Borderline-Patientinnen, die Commitmentstrategien fokussiert einsetzten, eine deutlich geringere Abbruchquote zwischen 12 und 16 % aufweisen (Bateman & Fonagy, 1999; Linehan, Armstrong, Suarez, Allmon & Heard, 1991).

In der ambulanten Richtlinientherapie werden vor Beginn der Behandlung die probatorischen Sitzungen durchgeführt, diese umfassen nach der Strukturreform der ambulanten Psychotherapie 2017 (https://www.kbv.de/html/26956.php, Kassenärztliche Bundesvereinigung, 2019) zwei bis vier Sitzungen. Inhalte dieser Sitzungen umfassen insbesondere relevante Informationen für die Indikationsstellung einer Kurz- oder Langzeittherapie. Die Anamnese und Diagnostik, die Erhebung des psychopathologischen Befundes sowie der Biografie als auch die Erstellung eines ersten Störungsmodells und die Entwicklung erster therapeutischer Ziele stehen hier im Fokus. Informationen über die Erkrankung und Aufklärung über Wirkung und Nebenwirkung einer Psychotherapie finden ebenfalls in diesen Sitzungen statt.

Im Rahmen stationärer DBT-Behandlungen beginnt die Behandlung üblicherweise mit der sogenannten Commitment- oder Vorbereitungsphase. Dies wird beispielsweise umgesetzt, indem Patientinnen sich vor der stationären Aufnahme einmal wöchentlich telefonisch melden und damit ihr weiteres Behandlungsinteresse bekräftigen. Zudem ist es üblich, Motivationsschreiben für eine Behandlung anfertigen zu lassen, in welchen die eigenen Beweggründe für die Aufnahme einer Therapie und die damit einhergehenden Veränderungswünsche beschrieben werden sollen. Nach der stationären Aufnahme folgt oft eine Commitmentphase über etwa drei bis vier Wochen. In dieser Phase nimmt die Patientin an dem Stationsangebot teil, der Fokus liegt in den Einzelkontakten jedoch zunächst auf der Entwicklung von Therapiezielen, der Behandlungsplanung sowie dem Einsatz von Commitmentstrategien (Bohus & Bathruff, 2000). In dieser Phase werden der Therapie- und Lebensvertrag vereinbart. In einigen Kliniken hat sich bereits eine sogenannte „Commitmentgruppe" etabliert, wie beispielsweise im Rahmen der DBT-A in der Vorwerker Fachklinik für Kinder- und Jugendpsychiatrie und Psychotherapie (Ludewig, von Auer, Stojan & Soyka, 2013).

Stiglmayr und Gunia (2017) beschreiben die Vorbereitungsphase einer ambulanten DBT-Behandlung detailliert und legen Wert auf die Informationsvermittlung über das Erkrankungsbild, die Aufklärung über die Therapie (speziell die DBT), die Erstellung von Verhaltens- und Bedingungsanalysen zur Erarbeitung der relevanten Problembereiche und der Entwicklung therapeutischer Ziele sowie den

Abschluss eines Lebens- und Therapievertrages. Durch diese Interventionen wird ein Commitment für die Therapie erarbeitet und gefördert.

Die Therapieeingangsphase der IV-Borderline umfasst mindestens fünf Sitzungen, längstens jedoch drei Monate. Hier werden ausführlich die Anamnese, Diagnostik und Biografie der Patientin erhoben, Bedingungs- bzw. Verhaltensanalysen zum schwersten Problemverhalten erstellt, erste Aspekte des individuellen Störungsmodells entwickelt und übergeordnete Ziele für die Behandlung erarbeitet. Des Weiteren wird eine ausführliche Sozialanamnese erhoben und notwendige Schweigepflichtsentbindungen für Betreuer und einen Notfallkontakt unterzeichnet.

Sollte der letzte Suizidversuch weniger als ein Jahr zurückliegen, wird eine Verhaltensanalyse zu diesem Suizidversuch schon während der Therapieeingangsphase erstellt. Darüber hinaus hat es sich als sinnvoll erwiesen eine Verhaltensanalyse zum letzten Therapieabbruch zu entwickeln, um für potenzielle Auslöser zu sensibilisieren und Ideen zur Vorbeugung abzuleiten. Weiterhin können zur Entwicklung eines ersten Problemverständnisses Verhaltensanalysen zu weiterem im Vordergrund stehenden Problemverhalten (z. B. Selbstverletzung) erstellt werden. Dies ist auch bei Substanzkonsum im Rahmen einer komorbiden Abhängigkeitserkrankung zu empfehlen, um schon zu diesem Zeitpunkt Informationen zur Erarbeitung einer ergänzenden Therapievereinbarung zu ermitteln und eine mögliche suchtspezifische Anbindung an entsprechende Beratungs- und Selbsthilfegruppen zu implementieren (vgl. Kapitel 4.5.2).

Vor dem Hintergrund des langfristig angelegten Behandlungskonzeptes ist die Stärkung des Commitments für eine ambulante Behandlung von großer Wichtigkeit. Nur so können Kontaktabbrüche, ein Agierfeld durch Suizidalität und Problemverhalten sowie Kosten durch lange stationäre Behandlungen vermieden werden und ein erfolgreiches Therapie-Outcome erzielt werden. Die Rahmenbedingungen, Ziele und Vorgehensweisen werden ausführlich mit den Patientinnen diskutiert, Pro und Contra aus Sicht der Patientin reflektiert und schließlich ein schriftlicher Behandlungsvertrag geschlossen. Hierauf kann im Falle von Krisen immer wieder verwiesen werden, die Erinnerung an eine frühere Zustimmung dient hier als hilfreiches Instrument, impulsiven Entscheidungen entgegenzuwirken. Damit soll die aktive Änderungsmotivation und Übernahme von Eigenverantwortung gefördert werden. Ziel der Behandlung ist die Befähigung der Patientinnen, langfristig selbstständig mit ihren Belastungen und Emotionen umgehen zu können. Die IV-Borderline unterstützt die Patientinnen mit allen Mitteln bei der Erreichung dieser Ziele. Sie kann ihnen aber nicht die harte Arbeit an Veränderungen ersparen. In der Therapieeingangsphase wird dieser Aspekt unter anderem bei der Besprechung des Behandlungsvertrages mit der Patientin diskutiert und das Commitment dafür eingeholt (vgl. Kapitel 4.3.3). Die Therapieeingangsphase findet ihren Abschluss im Rahmen einer Vorstellung der Patientin im Team.

Hier werden schließlich der Behandlungsvertrag und ggf. zusätzliche Therapievereinbarungen unterzeichnet.

Inhalte der Therapieeingangsphase

- Commitment- und Beziehungsaufbau
- Anamnese und Diagnostik
- Biografie
- Bedingungs- und Verhaltensanalyse zu
  - schwerstem Problemverhalten
  - zu letztem Suizidversuch (wenn weniger als ein Jahr seither vergangen ist)
  - ggf. zu letztem Therapieabbruch
  - ggf. zu weiterem im Vordergrund stehenden Problemverhalten
- Erste Aspekte eines individuellen Störungsmodells
- Sozialanamnese
- Zielvereinbarung
- Schweigepflichtsentbindungen für Betreuer und Notfallkontakt
- Besprechung und Diskussion des Behandlungsvertrages
- Teamsitzung vorbereiten

Fallbeispiel: Anamnese

Nach einer ersten Stabilisierung auf der Station wird im Rahmen der Therapieeingangsphase die Anamnese erhoben. Dabei berichtet Frau Sample, dass kurz vor ihrer Überdosierung ihre Ausbildung zur Tierpflegerin gekündigt worden sei. Dies sei nun die dritte Ausbildung, die sie nicht abschließe. Frau Sample berichtet immer wieder Konflikte mit Kolleginnen, Vorgesetzten und Freundinnen zu erleben, in denen sie wütend und „laut" werde. Auch in ihrer Partnerschaft komme es immer wieder aufgrund von Kleinigkeiten zu Streitigkeiten. Sie lebe derzeit in der WG ihres Partners. Grundsätzlich habe sie große Angst vor einer Trennung, obwohl er sie einige Male geschlagen habe. Frau Sample berichtet von starken Anspannungszuständen sowie von Problemverhalten (Missbrauch von Alkohol und Benzodiazepinen, bulimisches Essverhalten, Selbstverletzung durch Schneiden, Dissoziation). In ihrer Kindheit habe es wiederholt sexuellen Missbrauch gegeben. Sie leide seitdem unter Flashbacks, Dissoziationen und Zuständen hoher Erregung. Sie habe seit dem 14. Lebensjahr mehrere Suizidversuche begangen, stets mit Alkohol und Tabletteneinnahme. Sie berichtet von einer instabilen Stimmung und depressiven Episoden mit einem deutlich verminderten Antrieb, Schlafstörungen und vermindertem Appetit. Ihr Selbstwert sei dauerhaft sehr niedrig, in Krisen werde dieser zu Selbsthass. In der Folge nähmen dann Suizidgedanken deutlich zu. Frau Sample erlebe sich als zu dick und versuche, Gewicht durch

Essensreduktion zu verringern. Teils erbreche sie sich. Weiterhin berichtet sie von Essanfällen etwa dreimal die Woche.

Frau Sample habe bereits elf stationär-psychiatrische Kriseninterventionen in verschiedenen Kliniken absolviert. Geplante Psychotherapien habe es bislang nicht gegeben, mit Ausnahme eines nach wenigen Sitzungen abgebrochenen ambulanten Therapieversuches bei einer Kinder- und Jugendlichenpsychotherapeutin im 17. Lebensjahr.

Bei all dieser Problematik erlebt das Team sie als äußerst empathischen, hilfsbereiten und sozial eingestellten Menschen. Sie verfügt über eine Vielzahl von Ressourcen, zeigt sich auch offen, freundlich, intelligent, humorvoll und kreativ.

4.3.1 Diagnostik

Im Laufe der ersten Sitzungen findet eine genauere und instrumentengestützte diagnostische Untersuchung statt. Es wird das Vorliegen der Kriterien einer Borderline-Störung nach ICD-10 überprüft und Komorbiditäten, Informationen zur Suizidalität, Angaben zu selbstverletzendem/selbstschädigendem Verhalten, der psychopathologische Befund, die Krankheitsanamnese sowie Eckdaten der Biografie erhoben. Weiterhin werden personenbezogene Daten wie Alter, Bildungs- und sozialer Status, Vorbehandlungen, die psychiatrische Familienanamnese, die eventuelle forensische Vorgeschichte und die aktuelle Medikation erfragt. Eine ausführliche Sozialanamnese findet im Rahmen einer Sitzung mit der Sozialpädagogin statt (vgl. Kapitel 4.11). Wenn möglich, werden frühere Entlassungsbriefe stationärer Aufenthalte und Vorbehandlungen einbezogen. Die Fragebögen im Rahmen der Qualitätssicherung (BSL-23; Wolf et al., 2009; Brief Symptom Inventory, „BSI", Derogatis, 1993) werden ausgewertet. Darüber hinaus kommen gegebenenfalls störungsspezifische diagnostische Instrumente zum Einsatz. Die Ergebnisse der Diagnostik werden transparent mit der Patientin besprochen. Sie bilden die Grundlage für das individuelle Störungsmodell und die Erarbeitung der Ziele.

4.3.2 Biografische Anamnese

Im Rahmen der Therapieeingangssitzungen wird mindestens eine Therapiestunde der Erhebung der Biografie gewidmet. Zur Entwicklung eines Störungsmodells sind einige biografische Informationen unabdingbar. Ebenso ist es für Validierungstechniken wichtig, Hintergründe der Entwicklung und Erfahrungen der Patientin zu kennen, um Bezüge zu früherem Erleben herstellen zu können.

Die Biografie beinhaltet die Erhebung der wichtigsten Bezugspersonen in der Kindheit und deren Beziehungen zu der Patientin. Der Umgang untereinander sowie der Umgang mit Problemen oder Belastungen der Patientin sind hierbei wichtig. Weiterhin werden die Lebensumgebung und das soziale Umfeld erhoben. Beziehungen außerhalb des familiären Kontextes werden erfasst, diese können wichtige Ressourcen darstellen. Die Patientin beschreibt sich selbst mit Verhaltensweisen und Eigenschaften in der Kindheit, dies dient zum einen der Feststellung möglicher Unterschiede zur heutigen Situation, gleichzeitig hilft es auch mit der Patientin eine Außenperspektive auf die Situation von damals herzustellen.

Einen weiteren großen Themenabschnitt stellt die schulische und berufliche Laufbahn dar. Hierbei liegt der Fokus stets auf den Erfahrungen der Patientin. Fragen können hier z. B. sein:

- „Wie haben Sie sich in der Klasse gefühlt?"
- „Wie waren Ihre Beziehungen zu den Klassenkameraden?"
- „Wie sind Sie mit dem Lernstoff zurechtgekommen?"
- „Wie haben Sie sich für Ihren Beruf entschieden?"

Mögliche Mobbingerfahrungen oder Schwierigkeiten mit Lerninhalten werden somit erhoben. Gleichzeitig sollten auch Ressourcen erfasst werden, wie beispielsweise Begabungen, Interessen oder interaktionelle Fertigkeiten wie beispielsweise Tätigkeiten als Klassensprecherin.

Schließlich werden die Gestaltung von partnerschaftlichen Beziehungen und die sexuelle Entwicklung explizit erfragt. So wird nach dem Zeitpunkt der ersten sexuellen Erfahrungen gefragt. Mögliche Gewalterfahrungen im Rahmen von Partnerschaften oder Sexualität werden hier ebenso behutsam erfragt wie weitere traumatische Erfahrungen in der Lebensgeschichte. Patientinnen verschweigen zunächst manchmal aus Scham- und Schuldgefühlen extrem belastende traumatische Erfahrungen, sodass direkte Fragen danach hilfreich sein können. Die Therapeutin zeigt dadurch, dass sie mit diesen belastenden Themen umgehen kann.

Biografische Themenbereiche

- Kindheit und Jugend
  - Wichtigste Bezugspersonen
  - Umgang untereinander und mit Schwierigkeiten
  - Lebensumgebung
  - Soziales Umfeld
  - Eigene Verhaltensweisen und Eigenschaften
  - Ressourcen

- Schulische und berufliche Entwicklung
  - Umgang mit Lernstoff
  - Soziale Integration
  - Ressourcen
- Partnerschaftliche und sexuelle Entwicklung
  - Erste sexuelle Erfahrungen
- Mögliche Gewalterfahrungen oder traumatische Erlebnisse

Zusätzlich zu der mündlichen Erhebung der Biografie wird den Patientinnen ein „Fragebogen zur Person und Lebensgeschichte" (Psychotherapie-Ambulanz der Universität Münster, o. J.; vgl. CD-ROM) ausgehändigt. In diesem werden Angaben zu demografischen Daten der Patientin, Angaben zur Entwicklung der Beschwerden, Vorbehandlungen und Substanzkonsum erhoben. Weiterhin wird eine Beschreibung eigener Eigenschaften erfasst sowie die Familiengeschichte, die berufliche Entwicklung, soziale Beziehungen, körperliche und sexuelle Entwicklungen, als auch Paarbeziehungen und Angaben zu eigenen Kindern. Bei Ausgabe des Fragebogens wird darauf hingewiesen, dass sie eventuell belastende Angaben von der Patientin fordert und eingeladen bestehende Grenzen selbstfürsorglich zu achten sowie gegebenenfalls Pausen bei der Bearbeitung zu machen. Es besteht die Möglichkeit, den Fragebogen in den Räumlichkeiten der Klinik auszufüllen, um einen geschützten Rahmen mit Nachbesprechungsmöglichkeit zu schaffen.

Fallbeispiel: Biografische Anamnese

Frau Sample sei in einer mittelgroßen Stadt in Norddeutschland geboren und bei ihrer Mutter aufgewachsen. Ihre Mutter habe als Verkäuferin gearbeitet. Ihren Vater habe sie nie kennengelernt, die Eltern hätten sich während der Schwangerschaft getrennt. Ihre Mutter sei phasenweise depressiv gewesen und habe sich sehr zurückgezogen. Sonst sei sie oft „feiern" gegangen und habe dann sehr viel Alkohol konsumiert. Sie habe dann fremde Männer mit nach Hause gebracht. Im Zuge dessen sei es im 8. bis 10. Lebensjahr mehrfach zu sexuellen Übergriffen durch Bekannte der Mutter gekommen. Ihrer Mutter habe sie von diesen Übergriffen erzählt, diese habe es aber „abgetan". Die Mutter sei mit ihren eigenen Problemen überfordert gewesen. Die Beziehung zu ihr beschreibt Frau Sample als sehr distanziert und wenig schützend. Eigene Schwierigkeiten habe sie mit ihrer Mutter nicht besprechen können, diese habe sie dafür ausgelacht oder bestraft. Weitere enge Bezugspersonen kann Frau Sample nicht benennen. Freunde habe sie in der Kindheit nicht gehabt. Frau Sample sei ein unsicheres, schüchternes und zurückgezogenes Kind gewesen. Sie habe gerne gemalt und gebastelt. Im Alter von 14 Jahren habe Frau Sample einen Suizidversuch mit Alkohol und Tabletten begangen und sei schließlich in der Kinder- und Jugendpsychiatrie behandelt worden. Anschließend sei sie vom Jugendamt in einer betreuten WG untergebracht worden. Hier habe sie oberflächlichen Kontakt zu den Mitbewohnerinnen gehalten.

Frau Sample habe die Realschule besucht und diese trotz hoher Fehlzeiten und vieler Konflikte mit der mittleren Reife abgeschlossen. Sie habe sich in der Schule nicht wohlgefühlt, sei zeitweise gemobbt worden. Mit dem Schulstoff sei sie gut mitgekommen, Kunst sei ihr Lieblingsfach gewesen. Nach dem Abschluss der Schule habe sie zunächst von der Grundsicherung gelebt und kurzzeitig gejobbt. Sie habe dann eine Ausbildung zur Einzelhandelskauffrau und eine Ausbildung zur sozialpädagogischen Assistenz begonnen, beide jedoch nach kurzer Zeit abgebrochen, weil sie sich von den Kolleginnen abgelehnt gefühlt habe. Seit Beginn des Jahres habe sie eine Ausbildung zur Tierpflegerin begonnen, diese sei jedoch aufgrund hoher Fehlzeiten und Konflikte mit dem Arbeitgeber diese Woche gekündigt worden. Derzeit habe sie keinerlei berufliche Perspektive.

Ihre erste Beziehung habe sie im Alter von 14 Jahren gehabt. Frau Sample habe stets schnell neue Partner kennengelernt und habe sich immer sehr auf sie eingestellt. Aufgrund starker Eifersucht sei es oft zu Konflikten gekommen und schließlich zur Trennung. Frau Sample beschreibt sich bei der Partnerwahl als „wenig wählerisch". Sie habe wiederholt Gewalterfahrungen in Partnerschaften gemacht. Die Beziehung mit ihrem aktuellen Partner beschreibt sie ebenfalls als sehr konfliktgeladen. Es komme immer wieder insbesondere nach Alkoholkonsum zu massiven Auseinandersetzungen, teils gewaltvollen Handlungen von beiden Seiten. Frau Samples erste sexuelle Erfahrung sei der Missbrauch durch Bekannte ihrer Mutter gewesen. Sex mache ihr bis heute wenig Spaß, sie denke jedoch, dass er dazu gehöre, um den Partner zu halten.

Seit dem 19. Lebensjahr habe Frau Sample keine feste eigene Wohnung, damals habe sie aus der betreuten WG ausziehen müssen. Seither pendle sie zwischen der Wohnung der Mutter und Freunden sowie der WG des aktuellen Partners.

4.3.3 Commitmentarbeit

Commitment lässt sich am besten mit Motivation, Selbstverpflichtung und Engagement übersetzen und spielt eine besondere Rolle bei der Behandlung von Borderline-Betroffenen. Wie bereits die Grundannahmen der DBT deutlich machen, müssen sich Borderline-Betroffene härter anstrengen als andere, obwohl sie ihre Probleme nicht selbst verursacht haben. Um hierbei nicht aufzugeben und sich auf die alten Überlebensstrategien zurückzuziehen, sondern funktionale Strate-

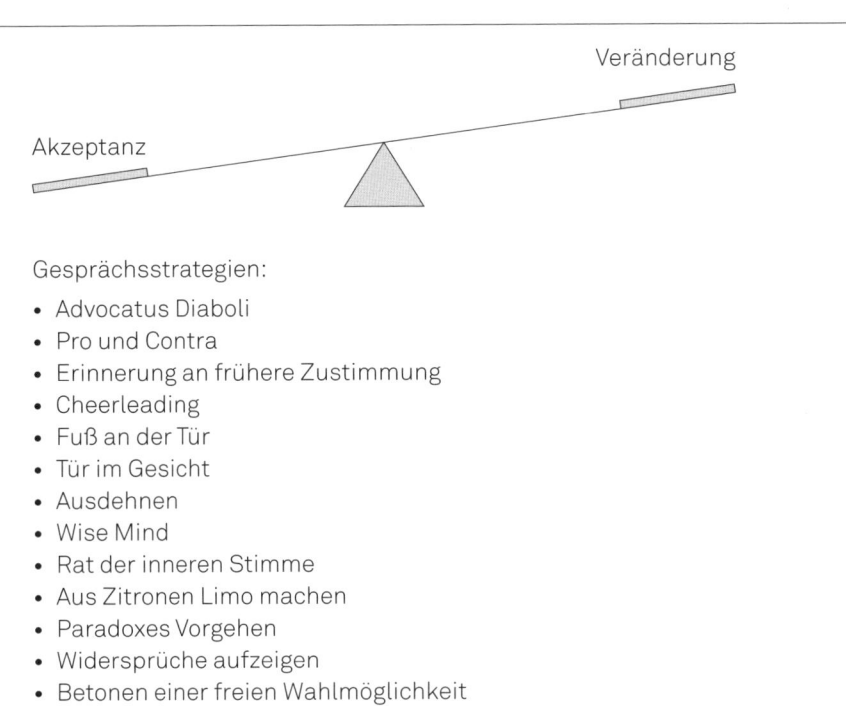

Abbildung 6: Dialektische Wippe

gien einzusetzen und sich regelmäßig der Selbstreflexion in der Therapie zu stellen, bedarf es eines hohen Maßes an Commitment. Stiglmayr und Gunia (2017) benennen als wesentliche Commitmentstrategie den Einsatz des dialektischen Vorgehens. Dieses bezieht sich auf den wiederholten Wechsel zwischen akzeptanz- und veränderungsbasierten Strategien. So fordert die DBT von der Patientin eine Bereitschaft zur Veränderung und die Auseinandersetzung mit dem Problemverhalten, übt sich gleichzeitig in Akzeptanz und Validierung und vermittelt der Patientin ein schrittweises Vorgehen bei der Bearbeitung der Therapieziele. In der Therapieeingangsphase bewegt sich diese Dialektik zwischen dem Angebot einer umfassenden Therapie und Unterstützung und dem Einfordern einer aktiven Rolle der Patientin und deren Selbstverpflichtung auf die Rahmenbedingungen der Behandlung (vgl. Abbildung 6).

Weitere Gesprächsstrategien bei Situationen des gefühlten „Stillstands" in der Therapie sind der Einsatz des „Advocatus Diaboli", das Erarbeiten eines „Pro und Contra" für ein Problemverhalten und den neuen Weg sowie die Erinnerung an frühere Zustimmung und das Cheerleading:

„Das haben Sie toll gemacht, weiter so."

Des Weiteren gibt es die Methode „Fuß in der Tür":

> „Ich habe beobachtet, dass es Ihnen schwerfällt, pünktlich zu unseren Terminen zu erscheinen. Sie verspäten sich regelmäßig um 20 Minuten, dies hat sicher gute Gründe. Wären Sie einverstanden, wenn wir uns dieses Problemverhalten anschauen und zunächst eine Verspätung von 15 Minuten als Maximum vereinbaren? Später werde ich dann ein pünktliches Erscheinen von Ihnen erwarten."

Zudem bietet sich die Methode „Tür im Gesicht" an:

> *Th.:* „Das Spannungsprotokoll sollten Sie alle halbe Stunde ausfüllen."
> *Pat.:* „So häufig schaffe ich es nicht, da ich arbeiten muss."
> *Th.:* „Wie häufig können Sie es denn schaffen?"
> *Pat.:* „Alle zwei Stunden."

Diese Strategien werden immer wieder im therapeutischen Kontakt eingesetzt, sowohl im Laufe der Therapieeingangsphase als auch später in der Therapie, da auch hier immer wieder Commitmentarbeit notwendig ist. Die freie Wahlmöglichkeit wird bei der Besprechung und Unterzeichnung des Behandlungsvertrages und zu Beginn der Behandlung wiederholt benannt.

Stiglmayr und Gunia (2017) beschreiben weitere dialektische Strategien zur Förderung des Commitments. Die Methode „Ausdehnen" wird beschrieben als das Ernstnehmen einer (eventuell beiläufig genannten) Äußerung und die eindeutige Auseinandersetzung damit. Darüber kann der „neue Weg" und der „alte Weg" markiert werden und die Entscheidung für ihr Verhalten wird bei der Patientin gelassen. Die Methode „Wise Mind" beschreibt die Frage nach dem Rat der „inneren Stimme" der Patientin zu einem Thema, um die Schnittmenge zwischen Emotion und Ratio anzusprechen. „Aus Zitronen Limonade machen" bedeutet die Herausarbeitung des positiven und der möglichen Ressourcen aus einer zunächst negativ oder hoffnungslos erlebten Situation. Des Weiteren gibt es die Methode des paradoxen Vorgehens, so können die zwei unterschiedlichen Pole und Konsequenzen eines Verhaltens aufgezeigt werden, ohne eine Lösung anzubieten:

> „Ich kann gut nachvollziehen, dass es Ihnen schwerfällt, den Lebensvertrag zu unterzeichnen und Sie würden dem sicher gerne entgehen. Wenn Sie sich dagegen entscheiden, können wir Sie in der IV-Borderline jedoch leider nicht behandeln."

Widersprüche können durch den Therapeuten aufgezeigt werden, ohne die dadurch erzeugte Spannung aufzulösen:

> „Sie kommen immer zuverlässig zur Therapie, das zeugt von einer hohen Motivation, gleichzeitig sprechen Sie dann nicht mit mir, was vermuten lässt, dass Sie große Ängste davor haben, an Ihren Problemen zu arbeiten."

Veränderungsförderlich ist immer ein gewisses Ungleichgewicht, ein inneres Spannungsverhältnis zum aktuellen Problemzustand. Metaphern können Patientinnen die Möglichkeit eines distanzierteren Blickes auf ihre Situation ermöglichen (siehe beispielsweise die Metapher der Schiffbrüchigen in Kapitel 4.1.2 oder die Bergführerin-Metapher in Kapitel 4.2).

Ein weiteres probates Mittel der Commitmentförderung und der Förderung einer Veränderung ist schließlich der Einsatz des Kontingenzmanagements. Funktionales Verhalten wird positiv (Hinzugabe von etwas Positivem) oder negativ (Wegfall von etwas Aversivem) verstärkt, dysfunktionales Verhalten „indirekt" (Wegfall von etwas Positivem) oder „direkt" (Hinzunahme von etwas Aversivem) bestraft. Zudem kann durch das Ignorieren von bestimmten Themen das Verhalten „gelöscht" werden, wenn bspw. Patientinnen „Nebenschauplätze" eröffnen und so die zentralen Themen umgehen. Die Konsequenzen und der Einsatz der Strategien müssen stets mit den Patientinnen transparent besprochen und vereinbart werden. Die Patientin sollte das Gefühl haben, direkten Einfluss auf die Konsequenzen durch entsprechendes Verhalten nehmen zu können. In der Therapieeingangsphase greift die IV-Borderline auf verschiedene Commitmentstrategien zurück und setzt diese je nach Bedarf individuell ein. Im Consultation Team werden Commitmentstrategien immer wieder reflektiert und es wird ein möglichst gezielter Einsatz geplant. Der Abschluss der Therapieeingangsphase mit der Vorstellung im Team und dem Erhalt einer Einschlussmappe (vgl. Kapitel 4.3.8) verstärkt noch einmal funktionales Verhalten und wertschätzt die Anstrengungen sowie das Aushalten innerer Konflikte bis zu diesem Zeitpunkt.

Eine besondere Schwierigkeit stellt die Vermeidung von Therapiesitzungen durch die Patientin dar. Durch dieses dysfunktionale Verhalten wird es der Therapeutin deutlich erschwert, Commitmentstrategien einzusetzen. Die Therapeutin kann in diesem Fall selbstverständlich Strategien wie „Fuß in die Tür" einsetzen und flexibel auf die Bedürfnisse der Patientin reagieren:

> „Wenn Sie es derzeit nicht schaffen, wöchentlich zu unseren Sitzungen zu erscheinen, können wir auch Termine alle zwei oder drei Wochen vereinbaren, es besteht auch die Möglichkeit, dass wir zwischendurch einen Telefontermin vereinbaren."

Weiterhin können positive Verstärker bei der Bewältigung innerer Widerstände und dem Erscheinen in der Therapie vereinbart werden sowie weitere Strategien wie beispielsweise die Erarbeitung des kurz- und langfristigen „Pro und Contra". Bei weiterhin bestehender Abwesenheit in der Therapie wird noch einmal die freie Wahlmöglichkeit der Patientin betont und eventuell schließlich ein Termin festgelegt, bis zu dem die Patientin eine Entscheidung treffen muss, ob sie diese Behandlung wahrnehmen möchte. Wichtig bei der Anwendung dieser Methode ist, dass die Behandlerinnen das eigene Interesse und die eigene Motivation für die gemeinsame Arbeit klar und deutlich benennen:

> „Ich möchte sehr gerne mit Ihnen arbeiten."

Es kommt durchaus vor, dass es nach der Vorstellung im Team, im Zusammenhang mit einem Einbruch des Commitments, im weiteren Therapieverlauf zu einer Häufung von Absagen von Therapiesitzungen oder verspätetem Erscheinen kommt. Dies sollte unbedingt frühzeitig mit der Patientin thematisiert werden. Das frühzeitige Besprechen von therapieschädigendem Verhalten hat einen großen Einfluss auf die Beziehungsgestaltung zur Patientin. Ein Ernstnehmen solcher Probleme signalisiert der Patientin, dass sie als Person ihrer Therapeutin nicht gleichgültig ist. Die Therapeutin bleibt auch hier validierend und zugewandt. Sie bemüht sich um die Wiederherstellung von Commitment und des therapeutischen Rahmens, ohne der Patientin die Verantwortung für die Gestaltung ihres neuen Weges abzunehmen. Weitere Möglichkeiten und Ideen mit Commitmentproblemen im Therapieverlauf umzugehen werden in Kapitel 4.8 dieses Buches beschrieben.

> **Fallbeispiel: Commitmentarbeit**
>
> In den ersten Kontakten ist Frau Sample sehr zurückhaltend, öffnet sich nur wenig, beobachtet aber sehr genau, was die Therapeutin tut. Diese geht zunächst sehr akzeptierend und validierend mit ihr um, rückt aber dialektisch auch die Notwendigkeit von harter Arbeit an der Veränderung in den Mittelpunkt. In der Arbeit am Störungsmodell werden psychoedukativ Informationen über die Zusammenhänge ihres Problemverhaltens eingeflochten, sodass Frau Sample ein schlüssiges Modell ihrer Probleme entwickeln kann. Die Belastung durch diese Probleme wird immer wieder validiert und die Situation mithilfe von Metaphern anschaulich gemacht. Veränderungsorientiert werden die Probleme als „Weg-von-Ziele" definiert. Passend dazu wird erarbeitet, wo Frau Sample stattdessen hinmöchte, was also ihre „Hinzu-Ziele" sind und welche Fertigkeiten sie entwickeln möchte, um diese zu erreichen. Sie ist sehr klar dabei, sich nicht mehr selbst verletzen und auf keinen Fall mehr Suizidversuche begehen zu wollen. Was Alkoholkonsum, Essverhalten und ihre Partnerschaft angeht, ist sie zu Beginn aber noch ambivalent. Hier arbeitet die Therapeutin mit Pro-Contra-Listen und geht bei der Frage des Alkoholkonsums in die Rolle des Advocatus Diaboli. Anhand der Über-

dosierung, die zur Aufnahme geführt hat, wird die Arbeit mit Verhaltensanalysen eingeführt. So werden das Problembewusstsein gestärkt und erste Ideen zu konkreten Änderungsmöglichkeiten entwickelt. Auf der Beziehungsebene bemüht sich die Therapeutin, ein spürbares, verlässliches Gegenüber zu sein. Sie vermittelt Zuversicht in die Fähigkeiten von Frau Sample und geht motivierend und „cheerleadend" voran.

4.3.4 Entwicklung des individuellen Störungsmodells

Im Rahmen der Therapieeingangsphase kann in der Regel noch kein ausführliches Störungsmodell erstellt werden. Vielmehr werden Informationen zur bestehenden Erkrankung psychoedukativ vermittelt und erste Bezüge der biografischen Erfahrungen und der aktuellen Schwierigkeiten hergestellt. Orientiert an der biosozialen Theorie nach Linehan (1996) wird so validierend ein erstes Modell zu den Entstehungs- und aufrechterhaltenden Bedingungen entwickelt. Das Störungsmodell geht davon aus, dass Betroffene mit einem psychophysiologischen Defizit der Emotionsregulation bereits in der Kindheit auf ein invalidierendes Umfeld treffen und so eine Störung der Affektregulation entwickeln. Die mangelnde Möglichkeit, einen adäquaten Umgang mit Gefühlen zu erlernen, führt zu intensiven Spannungszuständen und dysfunktionalen Bewältigungsstrategien. Diese wiederum ziehen die bekannten intrapsychischen und interpersonellen Schwierigkeiten der BPS nach sich. Die Kriterien der BPS werden durchgearbeitet und die individuellen Beschwerden der Patientin für ein verbessertes Krankheitsverständnis eingeordnet.

Am Ende der Therapieeingangsphase sollten die Patientinnen eigene Symptome der BPS zuschreiben können und eine erste Idee darüber haben, wie diese Symptome bei ihr entstanden sein könnten. Im Laufe der Therapie kann auf das Störungsmodell zurückgegriffen und es können Möglichkeiten der Modifikation abgeleitet werden (vgl. Abbildung 7).

4.3.5 Therapieziele

Um die Therapie in eine erfolgsversprechende Richtung zu weisen, ist immer auch eine genaue Erarbeitung der Therapieziele mit der Patientin notwendig. Zielsetzungen stellen neben anderen Aspekten eine wichtige Grundlage zur Motivation dar. Kanfer, Reinecker und Schmelzer (2012) definieren die Grundbedingungen der Motivation der Patientin wie folgt:
1. Motivierung durch Maximierung des Ausmaßes an persönlicher Kontrolle bei der Patientin,
2. selbstgesetzte Ziele als Motivationsquelle,
3. Motivierung durch Steigerung von Selbstwirksamkeit,

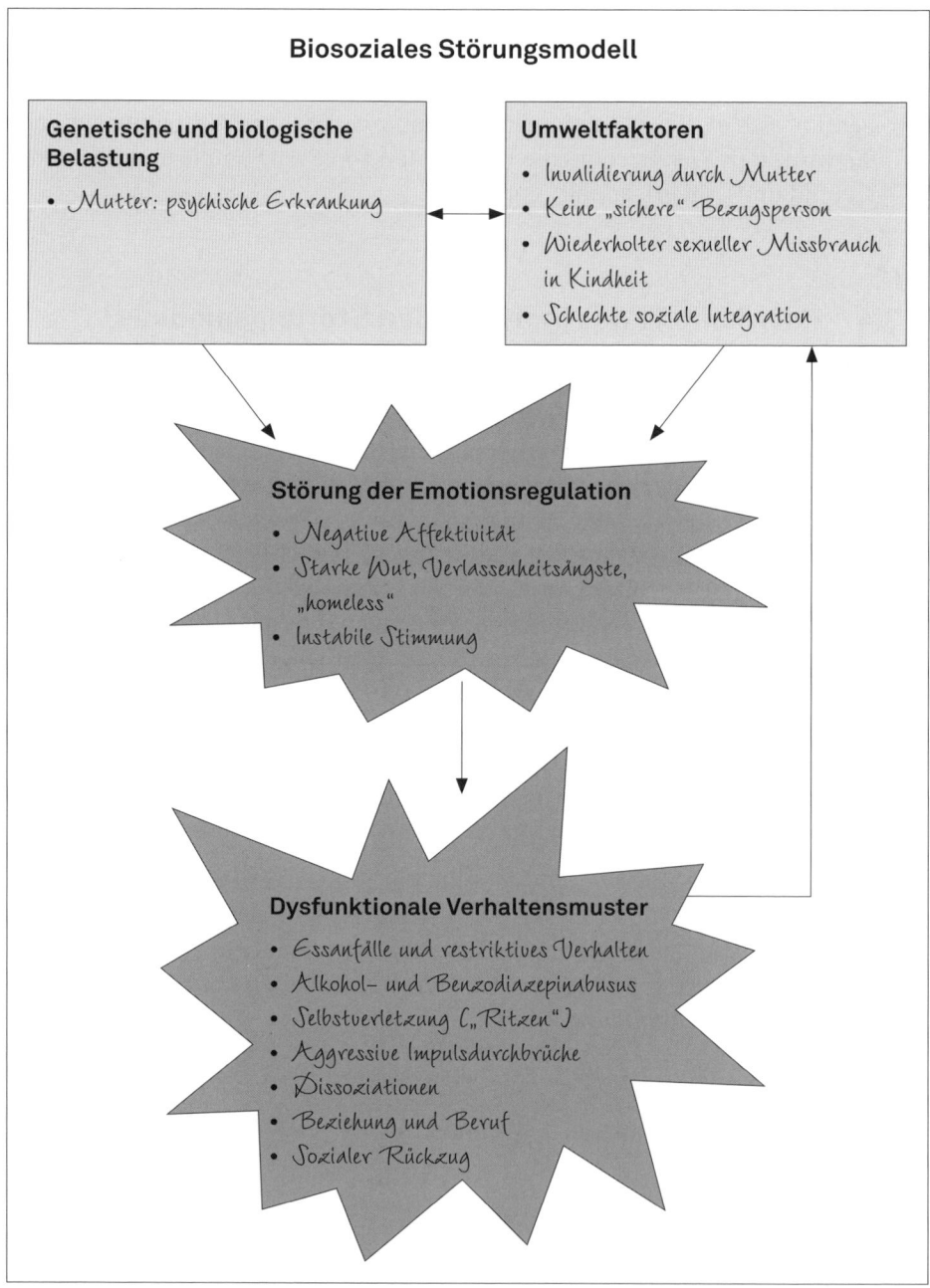

Abbildung 7: Biosoziales Störungsmodell am Beispiel von Frau Sample

4. Motivierung durch Selbststeuerung und Selbstmodifikation des Verhaltens,
5. Motivierung durch maximale Transparenz und
6. Motivierung durch das Prinzip der Freiwilligkeit. Ziele sollten demzufolge möglichst gut mit der Patientin vorbereitet sowie realistisch und erreichbar sein.

Bei der Zielformulierung ist das sogenannte SMART-Modell, welches ursprünglich aus der Personalentwicklung stammt, hilfreich. Das Akronym fasst die folgenden Merkmale zusammen, die eine Zielformulierung erfüllen sollte: *s*pezifisch (das heißt orientiert an übergeordneten Therapie- und Lebenszielen, konkret benannt), *m*essbar (um ein Erreichen überhaupt zu erkennen, Erfolge spürbar zu machen und einer automatisierten unrealistischen Zielsetzung durch misserfolgsorientierte Erwartungen vorzubeugen), *a*ktiv (im Gegensatz zu passiv durch eigenes Zutun erreichbar), *r*ealistisch (im Zusammenhang mit zeitlichen Rahmenbedingungen, aber auch angepasst an aktuelle Fähigkeiten) und *t*erminorientiert (Festsetzung, wann das Ziel umgesetzt werden soll, um Selbstüberforderung durch sofortiges Erledigen einerseits und stetes Aufschieben als Vermeidung andererseits vorzubeugen). Unter Berücksichtigung dieser Aspekte können durch die Setzung kleinschrittiger Ziele schnell Erfolge erlebt werden, was sich wiederum positiv auf die weitere Motivation auswirkt.

Es gibt unterschiedliche Wege, um individuelle Therapieziele zu erarbeiten. Stiglmayr und Gunia (2017) schlagen vor, über die Erarbeitung einer Problemanalyse beispielsweise mithilfe einer Verhaltensanalyse die unterschiedlichen Problembereiche herauszuarbeiten und hieraus die Ziele abzuleiten. Andere Möglichkeiten ergeben sich aus ressourcenorientierten Ansätzen beispielsweise über die Wunderfrage im Rahmen der Entwicklung positiver Perspektiven in der Psychotherapie (EPOS; Koban & Willutzki, 2001). In der Zielanalyse können Widersprüche aufgedeckt und aufgelöst werden. So widerspricht beispielsweise das Ziel einer besseren Selbstfürsorge dem Wunsch in einer gewalttätigen Beziehung zu bleiben. Zur Herausarbeitung möglicher Widersprüche kann eine Plananalyse nach Michalak, Heidenreich und Hoyer (2001) erarbeitet werden.

Als Bestandteil der Commitment- und Motivationsarbeit können Ziele mithilfe von Imaginationsübungen oder durch das Erstellen von Collagen visualisiert werden. Auch Methoden der Werteklärung aus der Akzeptanz- und Commitmenttherapie (ACT; Hayes, Wilson & Strosahl, 2014) können an dieser Stelle zum Einsatz kommen. Werte zu erarbeiten zum Beispiel mittels einer Wertespinne hat auf die Borderline-Betroffenen erfahrungsgemäß eine sehr stark stabilisierende und identitätsfördernde Wirkung, da selbst Patientinnen, die über aktuell noch sehr wenige Ressourcen verfügen, in jedem Fall über eine Reihe wichtiger und weniger wichtiger innerer Werte verfügen.

Die DBT-Einzeltherapie orientiert sich an einer Zielhierarchie:
- Akute Suizidalität, parasuizidales Hochrisikoverhalten sowie akut fremdgefährdendes Verhalten haben höchste Priorität und müssen zuerst bearbeitet wer-

den (Stufe 1). Die beste Therapie wäre bedeutungslos, wenn die Patientin nicht mehr am Leben ist.
- An zweiter Stelle folgt jegliches therapiezerstörende Verhalten wie beispielsweise Verhalten, welches zum Verlust der Wohnung oder des Versicherungsstatus führen, aggressives Entwerten oder Idealisieren der Therapeutin, oder das Aussteigen aus der therapeutischen Beziehung durch Abwesenheit und Kontaktabbruch (Stufe 2). Wenn die Rahmenbedingungen einer wirksamen Behandlung gefährdet sind, kann inhaltlich nicht sinnvoll therapeutisch gearbeitet werden.
- An dritter Stelle folgt krisengenerierendes Verhalten. Dies sind impulsive, selbst- oder fremdschädigende Verhaltensweisen, die im Sinne von Teufelskreisen dysfunktionaler Bewältigungsstrategien langfristig die Situation der Patientin weiter verschlimmern (Stufe 3). Klassische Beispiele sind Selbstverletzungen, Substanzmissbrauch, Essanfälle, riskantes Sexualverhalten, aggressive Impulsdurchbrüche oder auch massive Geldausgaben, die zu finanziellen Problemen führen.
- An vierter Stelle steht die Verbesserung der Mitwirkung in der Therapie durch die Verringerung von beispielsweise Dissoziationen, schweren Schlafstörungen oder schwere ADHS (Stufe 4).
- Auf der fünften Stufe sind alle weiteren Themen zu nennen, die die Alltagstauglichkeit und Lebensqualität verbessern (Stufe 5). Eine besondere Bedeutung kommt Zielen der sozialen und beruflichen Integration zu. Diese sollen frühzeitig in den Fokus der Behandlung gerückt werden, da sie eine wichtige Säule im Leben der Patientinnen darstellen und für eine Genesung von großer Wichtigkeit sind.

Neben der Zielhierarchie können zur weiteren Priorisierung in der Behandlung auch die Schwere der Beeinträchtigung durch den jeweiligen Problembereich, die jeweilige Bedeutung für die Patientin und die Reihenfolge der Erreichbarkeit (welche Ziele sind Voraussetzung für folgende Ziele) berücksichtigt werden. Das parallel zur Einzeltherapie laufende DBT-Skills-Training orientiert sich an der Abfolge der fünf Module und ist unabhängig von der individuellen Zielhierarchie (ausgenommen akute Suizidalität und akut fremdgefährdendes Verhalten).

Zielhierarchie der DBT	
Stufe 1:	Verringerung von akuter Suizidalität, parasuizidalem Hochrisikoverhalten sowie akut fremdgefährdendes Verhalten
Stufe 2:	Verringerung von therapiezerstörendem Verhalten
Stufe 3:	Verringerung von krisengenerierendem Verhalten
Stufe 4:	Verringerung von Behinderungen im Therapiefortschritt
Stufe 5:	Verbesserung der Alltagstauglichkeit und Lebensqualität
Zeitgleich:	Aufbau und Verbesserung der Fertigkeiten im Rahmen des DBT-Skills-Trainings

Angelehnt an die Metapher des „alten vs. neuen Weges" der DBT profitieren die Patientinnen häufig von der Nutzung der Metapher „Reise auf dem Meer zu einem neuen Land", mit der bestimmte Wünsche und Erwartungen verbunden sind (Ergebnisziele). Werte nehmen in diesem Bild die Rolle von Leuchttürmen ein, an denen man sich auf seiner Reise orientieren kann. Zusätzlich besteht hier die Möglichkeit über die Identifikation von „Monstern", die auf der Reise auftauchen können, potenzielle Hürden, innere Blockaden und Stolpersteine zu benennen. Als Rettungsringe oder kleine Inseln können Ressourcen visualisiert werden.

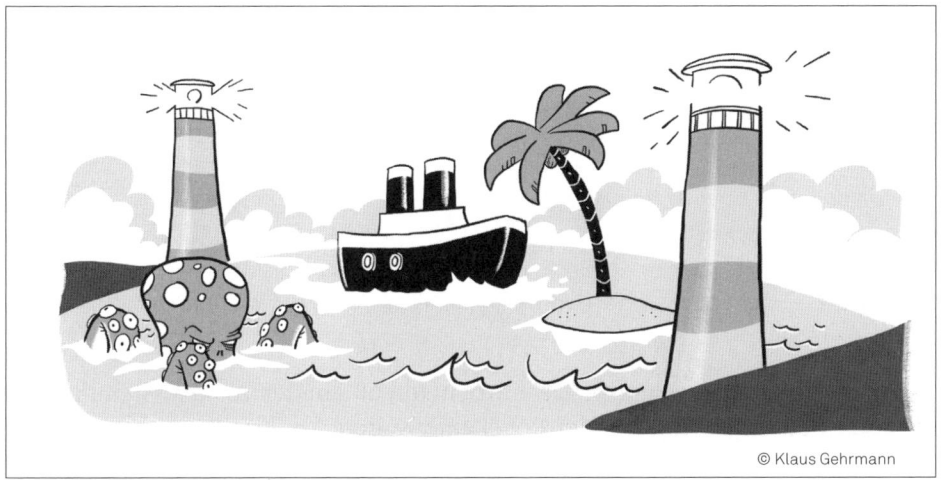

© Klaus Gehrmann

Es wird mit der Patientin herausgearbeitet, was genau mit den einzelnen Zielen gemeint ist, weshalb sie so konkret wie möglich mit Inhalten gefüllt werden. Mit der plastischen inneren Repräsentation des neuen Weges entsteht eine sehr stark motivierend wirkende neue internale Ressource. Es werden funktionale Bewältigungsstrategien greifbar, positive Selbsterwartungen etabliert und das Selbstwirksamkeitserleben gefördert. Es wird für die Patientin deutlich, was durch Erreichen der konkreten Ziele ermöglicht wird. Dies kann sinnstiftend und stabilisierend wirken, zu berücksichtigen ist aber, dass damit auch Ängste angestoßen werden können. Vor dem Hintergrund, dass die Betroffenen bereits häufig in ihrer Lebensgeschichte enttäuscht wurden, ist es an dieser Stelle wichtig, zu validieren, dass die Hoffnung auf ein besseres Leben auch Angst machen kann.

In der IV-Borderline wird unterschieden zwischen „Weg von"-, „Prozess"- und „Hinzu"-Zielen (vgl. „Informationsblatt: Therapieziele" auf der CD-ROM). „Weg von"-Ziele sind vorwiegend aus den Hierarchiestufen 1 bis 4. Prozessziele stellen dabei Methoden dar, die bei der Zielerreichung helfen und erlernt werden müssen. Die sogenannten „Hinzu"-Ziele sind in der Regel der Stufe 5 zuzuordnen (vgl. Abbildung 8 sowie „Arbeitsblatt: Therapieziele" auf der CD-ROM).

Arbeitsblatt: Therapieziele		
„Weg von"-Ziele	Prozess-Ziele	„Hinzu"-Ziele
• keine Eskalation im Streit mehr (kein Schreien & Schlagen im Streit mit Tom) • kein Alkohol- und Benzodiazepin-missbrauch mehr • Fehlzeiten bei der Ausbildung reduzieren • weniger Dissoziation und Flashbacks • weniger Vermeidungsverhalten • keine Selbstverletzungen • Fressanfälle und Erbrechen reduzieren • keine „schlechten" Beziehungen mehr führen, mich daraus lösen • _____ • _____	• Skillkette & Krisenplan erarbeiten • Anti-Craving Skills • regelmäßig Anspannung und Emotionen beobachten z.B. durch die Diary Card • regelmäßige Teilnahme an der DBT-Einsteigergruppe, dann Fortsetzung in der DBT-Standardgruppe • Ess- und Trinkprotokoll führen • soziale Kompetenzen trainieren, um mich im Streit besser abzugrenzen und meine Bedürfnisse angemessener zu kommunizieren • funktionale Strategien im Umgang mit meinen Emotionen lernen • mit Sozialpädagogin weiter an meiner beruflichen Perspektive arbeiten • einen Zeichenkurs belegen	• Ausbildung abschließen • gesunde und stabile Partnerschaft führen, in der Auseinandersetzungen respektvoll gelöst werden • unterstützender positiver Freundeskreis • eigene Wohnung • Hobbies wie Zeichnen und andere Dinge, die mir Spaß machen, fest im Alltag planen • mich selbst mehr mögen und akzeptieren • Körperakzeptanz (?) • Yoga- und Kreativurlaub in Indonesien • irgendwann einmal eine eigene Familie gründen • _____

Abbildung 8: Ausgefülltes Arbeitsblatt Therapieziele am Beispiel von Frau Sample

Die in der Therapieeingangsphase erarbeiteten und in der Teamvorstellung präsentierten Ziele benötigen in der Regel eine weitere Konkretisierung, sodass im Anschluss mit den Patientinnen gemeinsam eine klare Behandlungsplanung entwickelt werden kann.

4.3.6 Lebensvertrag

Im Verlauf der Therapieeingangssitzungen wird mit den Patientinnen als sogenannte Eintrittskarte in die Behandlung ein Lebensvertrag (Anti-Suizid-Bündnis) ausführlich besprochen und geschlossen. Dieser beinhaltet im Kern die Zusicherung der Patientin, sich während der Behandlung nicht zu suizidieren. Sollte sie dafür nicht mehr garantieren können, verspricht sie, sich rechtzeitig die notwendige Hilfe zu holen. Die IV-Borderline sichert ihr jede sinnvolle und mögliche Unterstützung bei der Überwindung ihrer Suizidalität zu. Gleichzeitig wird die Belastung der Patientin durch ihre Suizidgedanken validiert.

Um Patientinnen zu dieser Vereinbarung zu bewegen, ist oft der Einsatz von Commitmentstrategien notwendig. Die Möglichkeit, aus dem Leben zu scheiden, stellt für Borderline-Patientinnen häufig eine Art „Notausgang" dar und wird zur Entlastung genutzt. Validierend wird die Bedeutung dieser Bewältigungsstrategie herausgearbeitet und die Dysfunktionalität dieses „Notausgangs" disputiert. Dazu können neben dem therapeutischen Gespräch ebenso aktive Übungen zur Veran-

Lebensvertrag (Anti-Suizid-Vertrag)

Vertrag zwischen

_____
(Name Patientin/Patient)

und dem Team der IV-Borderline vertreten durch:

_____
(Name Bezugstherapeutin/Bezugstherapeut)

Ich, _____ (Name) werde für die Zeit meiner Behandlung im Rahmen der IV-Borderline am Leben bleiben und mein Leben auch nicht unabsichtlich in Gefahr bringen, egal was passiert und egal wie ich mich fühle. Ich werde alle Möglichkeiten nutzen, die mir dabei helfen dieses Versprechen zu halten.

Im Falle einer akuten Verschlechterung greife ich auf meinen Krisenplan zurück, den ich mit meiner Bezugstherapeutin/meinem Bezugstherapeuten erarbeitet habe. Sollte ich mich nicht mehr an die Antisuizidabsprache gebunden fühlen oder für meine Sicherheit garantieren können, wende ich mich sofort an meine Bezugstherapeutin/meinen Bezugstherapeuten, meine Vertretungstherapeutin/meinen Vertretungstherapeuten oder das Krisentelefon.

Außerhalb der Geschäftszeiten wende ich mich mit der Bitte um Unterstützung an das diensthabende Pflegepersonal der Station _____ unter der Telefonnummer: _____ oder ich melde mich in der Zentralen Notaufnahme.

Das Team der IV-Borderline sichert mir zu, sich ebenfalls an alle getätigten Absprachen zu halten. Es ist für mich, soweit nicht anders vereinbart, während der Woche montags bis freitags zu den Geschäftszeiten ansprechbar. Die Mitarbeiterinnen und Mitarbeiter nehmen mich ernst und arbeiten konstruktiv mit mir an einer Lösung meines Problems. Gleichzeitig achten sie auf ihre eigenen Grenzen, melden mir diese ggf. zurück und holen sich Unterstützung, wenn sie welche benötigen.

Sollte ich nicht mehr in der Lage sein, für meine eigene Sicherheit garantieren zu können, versprechen mir die Mitarbeiterinnen und Mitarbeiter der IV-Borderline, notfalls auch ohne meine Zustimmung, für eine stationäre Versorgung zu sorgen, damit ich weiterlebe.

Datum: _____

_____   _____
(Patientin/Patient)   (Bezugstherapeutin/Bezugstherapeut)

_____   _____
(Vertretungstherapeutin/Vertretungstherapeut)   (Therapeutische Leitung IV-Borderline)

Abbildung 9: Lebensvertrag (Anti-Suizid-Vertrag)

schaulichung genutzt werden. Wenn die Patientin „mit einem Bein im Grab steht", veranschaulicht durch ein Blatt Papier auf dem Boden, kann sie nur schwer ein Ziel erreichen, welches sich in einiger Entfernung befindet. Dialektisch werden kommende Anstrengungen und die Schwierigkeit dieser Entscheidung auf der einen Seite und die Perspektive einer positiven Veränderung auf der anderen Seite validiert. Die Unterzeichnung des Lebensvertrages wird als notwendige Voraussetzung einer Behandlung in der IV-Borderline und auch als Bedingung der Psychotherapeutin für eine Zusammenarbeit radikal echt und klar kommuniziert (vgl. Abbildung 9 sowie „Lebensvertrag" auf der CD-ROM).

So wird beziehungsfördernd im Rahmen einer limitierten Selbstoffenbarung deutlich gemacht, dass auch die Bezugstherapeutin und das Team der Integrierten Versorgung nur so wirksam handlungsfähig sind, da sie anderenfalls durch Ängste und Sorgen in ihrem Handeln eingeschränkt wären. So kann nur die innere Bereitschaft für eine verbindliche Anti-Suizid-Vereinbarung eine Grundlage für die Erarbeitung alternativer, langfristig hilfreicher Strategien sein. Um die Relevanz des Bündnisses zu unterstreichen, wird der Lebensvertrag vor dem Unterzeichnen laut von der Patientin vorgelesen. Weiterhin wird die Vereinbarung im Rahmen der Teamvorstellung ebenfalls von der Bezugstherapeutin, der Vertretungstherapeutin und der therapeutischen Leitung unterschrieben. Zu einem detaillierten Vorgehen bei der Vereinbarung eines Lebensvertrages siehe Stiglmayr und Gunia (2017).

4.3.7 Behandlungsvertrag

Ein weiterer zentraler Aspekt in der Therapieeingangsphase ist die detaillierte Besprechung des Behandlungsvertrages, der mit den Patientinnen bei der Teamvorstellung abgeschlossen wird. Zur Transparenz sowie zur Förderung des Commitments wird der Behandlungsvertrag mit den Patientinnen gemeinsam durchgelesen und es werden einzelne Punkte ausführlicher diskutiert (vgl. Abbildung 10 sowie „Behandlungsvertrag für die Therapie in der Integrierten Versorgung (IV) – Borderline" auf der CD-ROM).

| Behandlungsvertrag für die Therapie in der Integrierten Versorgung (IV) – Borderline | 1/3 |

Vertrag zwischen

_____
(Name Patientin/Patient)

und dem Team der IV-Borderline vertreten durch:

_____
(Name Bezugstherapeutin/Bezugstherapeut)

Ich stimme folgenden Zielen und Regeln für die Therapie zu:

1. Während der Behandlung im Rahmen der IV-Borderline werde ich am Leben bleiben und keine Suizidversuche unternehmen. Eine Zunahme von Suizidgedanken und/oder die Konkretisierung von Plänen spreche ich selbstständig bei meiner Behandlerin/meinem Behandler an.
2. Für eine Verbesserung meiner Lebensqualität will ich an der Reduzierung meines selbstverletzenden und suizidalen Verhaltens, z.B. Schneiden, Brennen oder Überdosierung von Medikamenten, arbeiten.
3. Um von der Therapie möglichst gut zu profitieren, will ich an der Reduzierung von Verhalten, welches die Therapie schädigt, arbeiten, z.B. Nicht-Teilnahme an Therapiesitzungen, Brechen von Vereinbarungen, mangelnde Offenheit, Verweigerung von Hilfsangeboten.

Zusätzlich stimme ich folgenden Regeln zu:

- Ich werde regelmäßig an allen Therapiebausteinen teilnehmen, gerade auch, wenn es mir schlecht geht (dies umfasst insbesondere auch Wochenprotokolle und Verhaltensanalysen).
- Zwischen den einzelnen Behandlungsstunden ist die Durchführung von Übungen und Hausaufgaben vorgesehen, die individuell mit meiner Bezugstherapeutin/meinem Bezugstherapeuten vereinbart werden.
- Ich möchte in der Therapie ehrlich und offen sein und eigene Grenzen und Sorgen äußern, statt Dinge hinunterzuschlucken oder zu versprechen, die ich nicht halten kann.
- Wenn es mir nicht möglich ist, an einzelnen Sitzungen teilzunehmen, sage ich rechtzeitig, d.h. spätestens 24 Stunden vor dem Termin, ab.
- Sollte mir ein rechtzeitiges Absagen nicht gelingen, melde ich mich innerhalb eines Tages nach dem verpassten Termin bei meiner Behandlerin/meinem Behandler. Sollte mir dies besonders schwerfallen, kann für die Anfangszeit eine individuelle Vereinbarung getroffen werden, auf welchem Wege ich mich melde (z.B. via SMS, etc.).
- Sollte ich mich ohne Absprache bei meiner Bezugstherapeutin/meinem Bezugstherapeuten für längere Zeit nicht melden, ist mir bewusst, dass diese/dieser gegebenenfalls Kontakt zu meinem angegebenen Notfallkontakt aufnimmt oder den sozialpsychiatrischen Dienst informiert. Mein Notfallkontakt ist:

  Name: _____ Tel.: _____

- In Krisensituationen werde ich meine Bezugstherapeutin/meinen Bezugstherapeuten anrufen. In Abwesenheit meiner Bezugstherapeutin/meines Bezugstherapeuten ist meine Vertretungstherapeutin/mein Vertretungstherapeut ansprechbar. Falls keiner der genannten Personen erreichbar ist, melde ich mich auf dem Krisentelefon.

  Bezugstherapeutin/-therapeut: _____ Tel.: _____

  Zeiten: _____ (Wochentage) von _____ bis _____

  Vertretungstherapeutin/-therapeut: _____ Tel.: _____

  Zeiten: _____ (Wochentage) von _____ bis _____

  Krisentelefon: _____

Abbildung 10: Behandlungsvertrag für die Therapie in der Integrierten Versorgung (IV) – Borderline

Behandlungsvertrag für die Therapie in der Integrierten Versorgung (IV) – Borderline	2/3

- Sollte ich außerhalb der Sprechzeiten dringende Hilfe benötigen und/oder mich nicht mehr ausreichend an meine Lebensvereinbarung gebunden fühlen, kommt mein Krisenplan zum Einsatz, den ich in meiner Einzeltherapie erarbeite. Gegegebenenfalls wende ich mich an die Zentrale Notaufnahme.
- Nach selbstschädigendem Verhalten besteht eine 24-stündige Kontaktsperre zu meiner Behandlerin/meinem Behandler. Mir ist klar, dass dies nicht zur Strafe vereinbart wird, sondern weil es mich bei der Erreichung meiner langfristigen Ziele unterstützt. Eine Einzelsitzung, die gegebenenfalls ausfallen musste, kann im Wochenverlauf nachgeholt werden.
- Nach suizidalem Verhalten ist eine kurze Krisenintervention möglich, in der es um ein erstes Verständnis für die aktuelle Lage und vor allem um die Vereinbarung nächster Schritte geht. Eine Einzelsitzung, die gegebenenfalls ausfallen musste, kann im Wochenverlauf nachgeholt werden. In dieser werde ich die vorangegangene Krise gemeinsam mit meiner Bezugstherapeutin/meinem Bezugstherapeuten reflektieren.
- Unter Einfluss von Alkohol oder Drogen wird eine Therapiesitzung unmöglich und kann nicht stattfinden.

Ich weiß, dass diese Maßnahmen und Vereinbarungen nicht zu meiner Bestrafung oder Einschränkung gedacht sind, sondern eine möglichst wirkungsvolle Therapie meines Problemverhaltens ermöglichen sollen, und mir somit mehr Lebensqualität.

Ich bzw. wir als Behandlerinnen/Behandler stimme(n) Folgendem zu:
- Ich unternehme jede sinnvolle Anstrengung, um eine kompetente und effektive Behandlung im Rahmen der IV-Borderline durchzuführen.
- Ich halte die festgesetzten ethischen und beruflichen Richtlinien ein.
- Ich stehe der Patientin bzw. dem Patienten für wöchentliche Therapiesitzungen und innerhalb der vereinbarten Sprechzeiten für Telefonberatung in Krisensituationen zur Verfügung. Bei Abwesenheit sorge ich für eine sinnvolle Vertretung.
- Ich gehe mit meinen persönlichen Grenzen offen um.
- Ich wahre die Grenzen und Rechte der Patientin bzw. des Patienten.
- Ich bewahre die Schweigepflicht.
- Ich hole mir Rat und Unterstützung, wann immer dies notwendig ist.

DBT-Grundannahmen, nach denen Ihre Behandlerinnen und Behandler in der IV-Borderline arbeiten:
1. Borderline-Patientinnen/Patienten versuchen das Beste aus ihrer gegenwärtigen verheerenden Situation zu machen.
2. Borderline-Patientinnen/Patienten wollen sich verändern.
3. Borderline-Patientinnen/Patienten müssen sich stärker anstrengen, härter arbeiten und stärker motiviert sein, um sich zu verändern, dies ist ungerecht.
4. Borderline-Patientinnen/Patienten haben ihre Probleme in der Regel nicht alle selbst verursacht, aber sie müssen sie selbst lösen.
5. Das Leben von suizidalen Borderline-Patientinnen/Patienten ist so, wie es gegenwärtig gelebt wird, in der Regel unerträglich.
6. Borderline-Patientinnen/Patienten müssen neues Verhalten in fast allen relevanten Bereichen erlernen.
7. Patientinnen/Patienten können in der DBT nicht versagen.
8. Therapeutinnen/Therapeuten, die mit Borderline-Patientinnen/Patienten arbeiten, brauchen Unterstützung.

Mir ist bewusst, dass ich vom gesamten Team behandelt werde und zu diesem Zweck Informationen über mich im Team ausgetauscht werden.

Abbildung 10: Fortsetzung

| Behandlungsvertrag für die Therapie in der Integrierten Versorgung (IV) – Borderline | 3/3 |

Unterschiedliche Behandlungssituationen:

Um einem schwankenden Commitment, d.h. der inneren Bereitschaft zur aktiven Änderungsmotivation, gerecht zu werden, unterscheiden wir zwischen einem *IV-Therapiestatus* und einem *IV-Basisstatus*.

IV-Therapiestatus: Es finden wöchentliche Einzelpsychotherapie- und Gruppentherapie-Sitzungen statt, die einer intensiven Arbeit und Unterstützung bei der Erreichung Ihrer Ziele dienen.

IV-Basisstatus: Es finden alle vier Wochen Termine statt, die auf eine Wiederherstellung des Commitments abzielen, bzw. die Sie nach erfolgreicher Therapie beim Ausschleichen der Therapie unterstützen.

Der Behandlungsstatus ist unabhängig von der fortlaufenden psychiatrischen, d.h. ärztlich-medizinischen Behandlung. Sie legen Ihren Status gemeinsam mit Ihrer Bezugstherapeutin/Ihrem Bezugstherapeuten bzw. mit dem Team der IV-Borderline fest.

Ich habe mich mit den Regeln vertraut gemacht und offene Fragen klären können. Ich, meine Bezugstherapeutin/mein Bezugstherapeut sowie das gesamte Team der IV-Borderline stimmen den oben genannten Punkten zu.

_____   _____
(Ort)   (Datum)

_____   _____
(Unterschrift Patientin/Patient)   (Unterschrift Bezugstherapeutin/Bezugstherapeut)

                                      _____
                                      (Unterschrift Vertretungstherapeutin/Vertretungstherapeut)

Abbildung 10: Fortsetzung

So beschreibt der erste Abschnitt des Therapievertrages zunächst die Ziele einer Behandlung in der IV-Borderline, orientiert an der DBT-Hierarchie. Weiterhin werden die Regeln aufgelistet, welche Grundlage und Voraussetzung der Behandlung darstellen, wie beispielsweise die regelmäßige Teilnahme an den Therapiesitzungen und das zuverlässige Absagen bei einer Verhinderung. Im Behandlungsvertrag wird auch ein „Notfallkontakt" der Patientinnen vermerkt, also eine Person, die die Behandlerinnen anrufen können, falls die Patientin selbst nicht erreichbar ist und entweder Anzeichen eines akutpsychiatrischen Handlungsbedarfs bestehen oder die Patientin ungewöhnlich lange keinen Kontakt aufnimmt. Eine Schweigepflichtsentbindung der Patientin für den Notfallkontakt wird dem Behandlungsvertrag beigelegt. Meist handelt es sich hier um eine gute Freundin, Partnerin, ASP-Betreuerin oder einen Elternteil. Falls die Patientin keinen Notfallkontakt angeben möchte, wird sie darüber aufgeklärt, dass bei Anlass zur Sorge der sozialpsychiatrische Dienst oder die Polizei kontaktiert wird.

Es wird über die Erreichbarkeit der Bezugstherapeutin und der jeweiligen Vertretungstherapeutin in Krisensituationen gesprochen und diese im Behandlungsvertrag festgehalten. Der Patientin wird darüber hinaus empfohlen, die Telefonnummern des IV-Teams in ihr Handy einzuspeichern, sodass diese stets zur Hand sind. Über Handlungsmöglichkeiten in Krisen werden die Patientinnen aufgeklärt (vgl. Kapitel 4.7). Um eine Verstärkung dysfunktionalen Verhaltens zu verhindern, wird mit den Patientinnen eine 24-stündige Kontaktsperre nach selbstverletzendem Verhalten vereinbart. In der Therapie wird später mit den Patientinnen besprochen, dass diese bei selbstverletzendem Verhalten eine Verhaltensanalyse zur nächsten Sitzung mitbringen und dies vorrangiges Thema in der folgenden Therapiesitzung sein wird. Dies wird an dieser Stelle bereits erwähnt. Der Patientin werden hier ausführlich und transparent die Verstärkermechanismen vermittelt und die unbeabsichtigte Verstärkung von dysfunktionalem Verhalten durch Aufmerksamkeit erläutert. Die Patientin sollte unbedingt verstehen, dass diese Strategie keine Bestrafung darstellt, sondern ein Mittel ist, um dem gemeinsamen Ziel einer Reduktion selbstverletzenden Verhaltens näher zu kommen. Mögliches Unverständnis wird von der Therapeutin validiert und aufgegriffen. Ähnliches bezieht sich weiterhin auf den Umgang mit suizidalem Verhalten. Auch hier wird verdeutlicht, dass im Fokus der Kontakte die Bewältigung der akuten Krise und anschließend die Bearbeitung von Strategien zur langfristigen Vermeidung des suizidalen Verhaltens stehen wird, gleichzeitig aber eine mögliche Verstärkung durch erhöhte Zuwendung vermieden wird.

Der Behandlungsvertrag enthält weitere Vereinbarungen über Punktabstinenz für Therapiesitzungen sowie der Übungsorientierung zum Beispiel durch Hausaufgaben. Zudem wird eingeladen, offen mit eigenen Grenzen und Sorgen umzugehen und diese der Therapeutin mitzuteilen. Dies trägt dazu bei, einem Rückzug der Patientin aus der therapeutischen Beziehung oder gar einem impulsiven Abbruch der Therapie vorzubeugen.

Anschließend besteht weiterer Raum für individuelle Vereinbarungen mit der Patientin. Bei bekanntem Problemverhalten können hier spezielle Konsequenzen vereinbart werden. So könnten beispielsweise mit einer impulsiv aggressiven Patientin Konsequenzen vereinbart werden, falls dieses Verhalten in der Therapie gezeigt wird. Mit sehr schweigsamen Patientinnen könnte ein Vorgehen vereinbart werden, wie sie mit der Therapeutin leichter ins Gespräch kommen. Im Behandlungsvertrag werden darüber hinaus die Prinzipien der Behandlerinnen benannt, nach denen diese die Patientinnen behandeln. So wird zum einen versichert, dass die Behandlerinnen jede sinnvolle Anstrengung auf sich nehmen, um eine gute und effektive Behandlung zu gewährleisten. Gleichzeitig wird transparent gemacht, dass auch die eigenen Grenzen der Behandlerinnen beachtet werden und im Zweifel Grenzüberschreitungen benannt werden. Anschließend werden die DBT-Grundannahmen über Borderline-Patientinnen beschrieben, nach denen die Behandlerinnen arbeiten. Es empfiehlt sich, die eine oder andere Grundannahme mit ihren Kontroversen zu diskutieren, sodass die Haltung der Therapeutin deutlich wird.

Als letzter Punkt wird im Behandlungsvertrag erläutert, unter welchen Bedingungen der Behandlungsstatus IV-Therapie und unter welchen Bedingungen IV-Basis eintritt (vgl. Kapitel 4.4). Die Unterzeichnung des Vertrags findet in der Teamvorstellung statt.

4.3.8 Teamvorstellung

Teamvorstellungen fanden in Ermangelung ambulanter Teams bisher meist im Rahmen stationärer DBT-Behandlungen statt (Bohus & Bathruff, 2000), sodass es hierzu keine ambulanten Vorbilder gibt. In der ambulanten Psychotherapie bei niedergelassenen Kolleginnen steht an dieser Stelle in der Regel die „Antragspause", in der die Therapeutin bei der Krankenkasse die Finanzierung beantragt. In der IV-Borderline ist dies nicht notwendig. Dafür lernen sich hier die Patientin und das gesamte Team kennen. Es erfolgt noch einmal intensive Commitmentarbeit und wenn möglich wird der Therapievertrag unterzeichnet.

Zur Vorbereitung auf die Teamvorstellung wird das „Arbeitsblatt: Teamvorstellung bei Aufnahme in die Integrierte Versorgung (IV) – Borderline" (vgl. CD-ROM) mit der Patientin erarbeitet. Inhalt des Arbeitsblattes sind die bereits besprochenen Themen in den vergangenen Sitzungen (vgl. Kasten). Die Patientin hat die Möglichkeit, das ausgefüllte Arbeitsblatt zur Unterstützung mit in die Teamvorstellung zu nehmen.

> **Teamvorstellung: Fragen zur Vorbereitung**
>
> - Warum habe ich mich für die Integrierte Versorgung (IV) – Borderline entschieden?
> - Welche Beschwerden einer Borderline-Erkrankung habe ich?
> - Wie sind diese Beschwerden meiner Meinung nach entstanden?
> - Was sind heute Auslöser für schwierige Situationen oder Problemverhalten?
> - Was stelle ich mir unter der DBT-Behandlung vor?
> - Was sind meine konkreten Therapieziele?
> - Was könnte mir in der Therapie schwerfallen (z. B. Wochenprotokoll, Gruppenteilnahme)?
> - Welche konkrete Unterstützung brauche ich vom Team der IV-Borderline?
> - Was kann ich selbst tun, um mit den genannten Schwierigkeiten umzugehen? Welche eigenen Strategien und Ressourcen könnten dabei hilfreich sein?
> - Wann stelle ich meiner Vertretungstherapeutin den Krisenplan vor (Datum)?

Mögliche Anspannung und soziale Ängste oder aufkommende Erinnerungen an negative Schul- oder Ausbildungszeiten werden im Vorfeld validiert und gegebenenfalls erste Skills zur Entlastung vereinbart. Die Bezugstherapeutin kann betonen, dass es sich bei der Teamvorstellung um eine wohlwollende Überprüfung der Therapiemotivation handelt.

Die Teamvorstellung am Abschluss der Therapieeingangsphase findet nach fünf Sitzungen, spätestens jedoch nach drei Monaten, statt. Wenn keine Zusammenarbeit möglich ist, weil die Patientin beispielsweise die „Eintrittskarte" (Lebensvertrag) ablehnt, muss keine Teamvorstellung erfolgen. In diesem Fall wird der Patientin durch die Bezugstherapeutin eine Rückmeldung gegeben, dass bedauerlicherweise unter diesen Umständen keine Behandlung erfolgen kann. Bei bestehender Ambivalenz der Patientin ist eine Teamvorstellung sinnvoll und möglich.

In der Teamvorstellung stellt sich die Patientin mit ihren Beschwerden, Ressourcen und Zielen vor. Sie erläutert mit Unterstützung der Bezugstherapeutin die ersten Ideen, welche zur Behandlungsplanung entwickelt wurden. Die Fragen des „Arbeitsblattes: Teamvorstellung bei Aufnahme in die Integrierte Versorgung (IV) – Borderline" dienen als Orientierung im Gespräch. Während die Bezugstherapeutin zur Wahrung und Förderung der therapeutischen Beziehung oft eine eher unterstützende und validierende Rolle einnimmt, kann das Team durchaus kritisch und veränderungsorientiert nachfragen. So kann dialektisch das vorliegende Commitment für die Behandlung überprüft und gestärkt werden. Am Ende der Teamvorstellung wird die Patientin gebeten, für einige Minuten im Wartebereich Platz zunehmen, damit sich die Behandlerinnen über eine Aufnahme in die Integrierte Versorgung beraten können. Anschließend wird die Patientin wieder hereingebeten. Es müssen alle Teammitglieder mit der Aufnahme der Patientin in die IV-Borderline einverstanden sein. Bei Zweifeln im Team sollten diese transparent mit der Patientin besprochen und gegebenenfalls eine erneute Teamvorstellung vereinbart werden. Gemeinsam mit der Patientin wird offen über die Zuordnung zu einem der beiden Behandlungsstränge IV-Basis und IV-Therapie reflektiert (vgl. Kapitel 4.4). Die Entscheidung ist abhängig vom Ausmaß der vorliegenden Therapie- und aktiven Änderungsmotivation der Patientin. Es besteht auch die Möglichkeit, mit der Patientin zunächst eine Probezeit zu vereinbaren, nach der in einer weiteren Teamvorstellung geprüft wird, ob eine Aufnahme in die IV-Borderline zu diesem Zeitpunkt für die Patientin passt.

An der Teamvorstellung nehmen alle Teammitglieder teil. Dadurch hat die Patientin die Gelegenheit, das gesamte Team kennenzulernen. Dies ist auch auf Behandlerinnenseite sehr wichtig, da das gesamte Team die Patientin behandelt. Die Teamvorstellung wird von der jeweiligen Vertretungstherapeutin der Patientin moderiert, wobei alle Teammitglieder dazu angehalten sind, sich aktiv an dem Prozess zu beteiligen. Der zeitliche Rahmen ist in der Regel auf 20 Minuten begrenzt und wird der Patientin vorab angekündigt. Die oben gelisteten Orientierungsfragen dienen lediglich der Vorbereitung, angesichts der zeitlich begrenzten Vorstellung müssen diese nicht in Gänze besprochen werden. Ziel der Teamvorstellung ist eine hinreichende Commitmenteinschätzung, es werden also so lange Fragen gestellt, bis alle Teammitglieder genug Informationen für eine Urteilsbildung gesammelt haben.

Am Ende der Teamvorstellung wird der Behandlungsvertrag von allen Beteiligten unterzeichnet. Der Patientin wird im Anschluss feierlich eine Mappe als Begrüßungsgeschenk überreicht. In dieser finden sich alle Verträge (der Behandlungsvertrag und der Lebensvertrag), eine Liste kooperierender externer Psychiaterinnen sowie erste therapeutische Arbeitsmaterialien, welche im Verlauf bearbeitet und eingeführt werden (z. B. Krisenleitfaden, Wochenprotokoll, Arbeitsblatt zu Therapiezielen, Verhaltensanalyse inkl. Anleitung). Die Mappe dient ebenso der Würdigung der erfolgreich abgeschlossenen Therapieeingangsphase und dem Einstieg in die Behandlung. Sie kann im weiteren Therapieverlauf genutzt und ergänzt werden. Abschließend erhält die Patientin eine Mitgliedskarte ähnlich einer Visitenkarte, auf der sie die Telefonnummern aller Behandlerinnen und des Krisentelefons findet. Auf der Vorderseite hat sie überdies die Möglichkeit, ihren Namen einzutragen. Dies stärkt das Verbindungsgefühl und damit das Commitment für das Behandlungsangebot. Außerdem hat die Patientin im Falle des Aufsuchens der Notaufnahme, die Möglichkeit, sich unkompliziert auszuweisen, was eine schnelle Zuordnung zur IV-Borderline begünstigt.

In der Teamvorstellung wird ein gemeinsamer Termin mit der Vertretungstherapeutin, der Bezugstherapeutin und der Patientin zur Vorstellung des individuellen Krisenplans vereinbart.

Fallbeispiel: Teamvorstellung

In der von ihrer künftigen Vertretungstherapeutin moderierten Teamvorstellung zeigt Frau Sample einen hohen Leidensdruck und sagt, sie wolle und müsse auf jeden Fall etwas in ihrem Leben verändern. Sie wisse noch nicht genau, wie das gehe, aber dafür brauche sie ja die Therapie. Sie beschreibt unter Rückgriff auf das Störungsmodell ihre Probleme (vgl. Kapitel 4.3.4) und die mit ihrer Therapeutin erarbeiteten Ziele (vgl. Kapitel 4.3.5). Sie wolle vor allem aufhören sich und andere zu schädigen, nicht mehr „ausrasten" und ihre Wut besser regulieren lernen. Darüber hinaus wolle sie lernen sich selbst besser zu akzeptieren, besser für sich zu sorgen und gesündere Beziehungen zu führen. Zudem besteht das Team auf eine klare Absprache bezüglich des Substanzmissbrauchs. Es wird eine Abstinenzvereinbarung ergänzend in den Behandlungsvertrag aufgenommen. Immer noch ambivalent ist Frau Sample bei der Frage, ob sie ihre Beziehung fortsetzen will. Sie spüre, dass ihr diese nicht guttue, habe aber große Angst ihren Partner und damit auch ihre Wohnmöglichkeit zu verlieren. Es wird vereinbart, zunächst daran zu arbeiten, dass sie einen eigenen Wohnraum findet. Hier wird sie von der Sozialpädagogin des Teams unterstützt (vgl. Kapitel 4.11). Die Beziehungsperspektive soll im Verlauf der Therapie geklärt werden. Da Frau Sample aufgrund einer Überdosierung in die Klinik gekommen war, fragt das Team noch einmal kritisch nach ihrem geplanten Umgang mit drängenden Suizidgedanken. Frau Sample bekräftigt noch einmal sehr überzeugend den Lebensvertrag. Das Team würdigt die Motivation von Frau Sample und das in der Therapieeingangsphase Erarbeitete. Gemeinsam werden feierlich die Therapieverträge unterschrieben und Frau Sample in den Status IV-Therapie aufgenommen.

4.4 Behandlungsstränge

Im Folgenden werden die unterschiedlichen Behandlungsstränge dargestellt, welchen die Patientinnen zum Ende der Teamvorstellung zugeordnet werden. Vorrangiges Ziel ist der Status IV-Therapie, sollte dies nicht sinnvoll und möglich erscheinen, wird der Status IV-Basis gewählt. Letzterer kommt auch im Rahmen der Rückfallprophylaxe zum Ende der Behandlung zum Einsatz (vgl. Abbildung 11). Die Einordnung erfolgt initial in der ersten Teamvorstellung und wird dann in der Regel im Rahmen erneuter Prüfungen in jährlich und bedarfsorientiert stattfindenden Bilanzgesprächen im Team angepasst.

Teamvorstellung

- Erfolgt bei hinreichendem Commitment nach 5 Sitzungen oder max. nach 3 Monaten
- Jedes Teammitglied nimmt aktiv teil und beteiligt sich am Prozess
- Ggf. werden zuvor im Team besprochene Schwierigkeiten aufgegriffen und kritisch reflektiert

oder

Status IV-Therapie

Wenn Therapie- und aktive Änderungsmotivation vorliegen
- Wöchentliche DBT-basierte Einzel- und Gruppentherapie; Krisenleitfaden, Skillkette und Notfallplan erarbeiten
- Arbeit an Emotionsregulation, Interaktionsmustern, Selbstwert etc.
- Angehörigenarbeit/ Netzwerkarbeit
- Arbeit zur beruflichen und sozialen Integration

Status IV-Basis

Wenn Therapiemotivation vorhanden, jedoch (noch) keine aktive Änderungsmotivation vorliegt
- Vierwöchentliche stützende Kontakte
- Keine Psychotherapie im engeren Sinne, im Verlauf werden Einstiegsmöglichkeiten für „richtige" Psychotherapie markiert

Bilanzgespräche: jährlich

Abbildung 11: Behandlungsstränge

4.4.1 Status IV-Therapie

Im Status IV-Therapie erhält die Patientin eine DBT-basierte, individuell auf sie abgestimmte Psychotherapie im Einzel- und Gruppensetting. Der Behandlungsplan besteht aus einer Kombination von bestimmten Modulen als Basiselemente und einer individualisierten Anpassung an die spezifischen Therapie- und Lebensziele. In den nachfolgenden Abschnitten werden hierzu einige elementare Bausteine dargestellt. Die Behandlung kann in drei Phasen unterschieden werden: (1) Anfangsphase, (2) mittlere Therapiephase und (3) Phase der Manifestation des Erreichten und Rückfallprophylaxe (siehe hierzu auch Stiglmayr & Gunia, 2017). In der Anfangsphase wird der Fokus zunächst auf eine erste Stabilisierung der Patientin gelegt. Hier geht es in der Regel um Ziele auf den DBT-Hierarchiestufen eins bis drei. Nach Einführung der elementaren Methoden, wie z. B. einem Wochenprotokoll, wird zur Verbesserung des Krisenmanagements ein Notfallvorgehen in Krisen entwickelt und eine sogenannte Skills-Kette erarbeitet. Die Teilnahme an einem DBT-Skills-Training beginnt. Die therapeutische Haltung der Behandlerin ist gekennzeichnet von Validierung und Verständnis für die Hürden der Patientin. Sie behält die notwendigen Veränderungen immer im Blick. Am effektivsten ist hier eine klare und von wertschätzender Strenge geprägte Haltung der Therapeutin (Bohus et al., 2013). In der mittleren Therapiephase liegt der Fokus auf der vertiefenden Arbeit an den Bereichen Emotionsregulation, Beziehungsgestaltung und zugrundeliegenden dysfunktionalen Grundannahmen (u. a. zum Selbstwert). Komorbid vorhandene Symptombilder wie Essstörungen oder PTBS werden gezielt bearbeitet (vgl. Kapitel 4.14). Mit sozialpädagogischer Unterstützung werden Themen der beruflichen und sozialen Integration bearbeitet. Es können familientherapeutische Elemente zur Angehörigen- und Netzwerkarbeit genutzt werden. Zum Ende der Behandlung erfolgt die Phase der Festigung und Aufrechterhaltung des Erreichten sowie zur Erarbeitung einer Rückfallprophylaxe. Die Frequenz der therapeutischen Sitzungen wird allmählich reduziert. Der inhaltliche Fokus liegt auf der Bilanzierung des Erreichten und der Erarbeitung von Strategien zur Aufrechterhaltung. Themen der allgemeinen Lebensqualität und Zukunftsorientierung finden Raum. Angestrebt wird eine zunehmende Verselbstständigung der Patientin bis eine Überführung in den Status IV-Basis als weiteres Backup für Krisen oder die Beendigung der Behandlung möglich wird. Ähnlich wie in der Anfangsphase kommt der Beziehungsarbeit am Ende erneut eine größere Bedeutung zu, da es sich um die Beendigung einer zum Teil jahrelangen und oftmals sehr intensiven und konstruktiven therapeutischen Beziehung handelt. Eventuellen Abschiedskrisen wird mit einer wiederum eher validierenden, annehmenden Haltung begegnet.

4.4.2 Status IV-Basis

Neben dem Status IV-Therapie gibt es einen zweiten Behandlungsstatus – den Status IV-Basis, der an dieser Stelle genauer erläutert werden soll. Patientinnen der IV-Borderline können in drei unterschiedlichen Situationen dem Status IV-Basis zugeordnet werden: (1) Wenn zu Beginn der Behandlung noch kein hinreichendes Commitment vorliegt; (2) als Reaktion auf schwere Commitmentprobleme im Verlauf der Behandlung; (3) im Rahmen der Phase der Rückfallprophylaxe und des Ausschleichens am Ende der Behandlung:
1. Wenn zwar Therapiemotivation und eine hinreichende Absprachefähigkeit bzgl. akuter Suizidalität jedoch kein grundlegendes Problembewusstsein oder eine ausreichende aktive Änderungsmotivation vorliegen, kann mit der Patientin im Rahmen der Teamvorstellung am Ende der Therapieeingangsphase vereinbart

werden, dass sie vorerst im Status IV-Basis behandelt wird. Patientinnen bleiben in diesem Fall bei ihrer Bezugstherapeutin als Hauptansprechpartnerin und bekommen darüber hinaus eine Vertretungstherapeutin im Zweitbezug. Es werden weitmaschig stützende eher sozialpsychiatrisch begleitende Termine vereinbart. In der Regel finden diese einmal monatlich statt. Die Gespräche sind supportiv und die Unterstützung an aktuellen Problemen orientiert. Es findet keine langfristig zielorientierte Psychotherapie im engeren Sinne statt. Wann immer möglich, wird der Patientin im Gespräch aufgezeigt, wo psychotherapeutische Arbeit ansetzen würde und die Patientin möglicherweise profitieren könnte. Stetig werden Interventionen eingesetzt, die das Commitment fördern. Dabei lehnt sich die Therapeutin entsprechend der Wippe der DBT (vgl. Kapitel 4.1.3) kontraintuitiv zurück, sobald sich die Patientin zurückzieht. Zum anderen wird, sobald sich die Patientin konstruktiver und aktiver einsetzt und somit verstärkt Eigenverantwortung übernimmt, dies mit verstärkter Zuwendung durch die Therapeutin belohnt. Neben einer stützenden begleitenden Funktion liegt das übergeordnete Ziel darin, die Patientin für eine Psychotherapie zu motivieren.

Sollte sich die Patientin den Wechsel in den Status IV-Therapie wünschen, wird dem dialektisch begegnet. Die gesteigerte Änderungsbereitschaft wird positiv verstärkt. Gleichzeitig können für eine weitere Förderung des Commitments Techniken wie der Advocatus Diaboli, die Aufgabe zur Erstellung eines Motivationsschreibens oder die Vereinbarung einer Probezeit genutzt werden. Die Patientin kann für eine Bilanzierung und zur verstärkten Würdigung des Status IV-Therapie in die Teamsitzung eingeladen werden. Hier werden gemeinsam die Motive reflektiert und eine Höherstufung in den Status IV-Therapie vereinbart.

2. Wird eine Patientin zunächst im Status IV-Therapie behandelt und es kommt zu langanhaltenden Commitmentproblemen, so kann nach Ausschöpfung aller anderen therapeutischen Strategien ein Wechsel in den Status IV-Basis vereinbart werden. Hier dient der Status IV-Basis selbst als Commitmentstrategie und wird, wie bereits dargestellt, umgesetzt (vgl. Kapitel 4.3.3 und Kapitel 4.8). Der Wechsel in IV-Basis wird der Patientin als Teambeschluss durch die Bezugstherapeutin mitgeteilt. Außerdem besteht die Möglichkeit, die Patientin für eine kritische Reflexion des Therapiecommitments in die Teamsitzung einzuladen und hier gegebenenfalls einen (vorübergehenden) Statuswechsel zu vereinbaren. Im weiteren Verlauf finden nun wie im Status IV-Basis vorgesehen, eher supportive weitmaschige Sitzungen mit der Patientin statt, die u. a. einen erneuten Aufbau einer aktiven Änderungsmotivation anstreben.

3. Schließlich kann der Status IV-Basis für die Abschlussphase der Behandlung vereinbart werden. In nur noch weitmaschig stattfindenden Terminen wird auf bereits Erarbeitetes zurückgegriffen und auf erneut auftretende Problemstellungen angewendet. Es werden Strategien zur Rückfallprophylaxe erarbeitet und erprobt. Der Status IV-Basis zum Ende der Behandlung dient darüber hinaus einem Ausschleichen der therapeutischen Beziehung.

4.4.3 Bilanzgespräche

Bilanzgespräche erfolgen in der Regel jährlich im Rahmen erneuter Vorstellungen der Patientin im Team. Hier soll jeweils eine Entscheidung über eine mögliche Verlängerung der Psychotherapie getroffen werden. In der Einzeltherapie wird der aktuelle Stand der Behandlung reflektiert. Neben einer Rückschau der zu Beginn vereinbarten Therapieziele und der Würdigung bisher erreichter Fortschritte werden innere und äußere Blockaden bzw. Stolpersteine herausgearbeitet. Es werden Therapieziele für die weitere Arbeit erfragt und gesammelt. Zur Unterstützung kann das „Arbeitsblatt: Teamvorstellung zur Zwischenbilanz der Integrierten Versorgung (IV) - Borderline" mit Fragen zur Orientierung und Selbstreflexion genutzt werden (vgl. CD-ROM).

> **Zwischen- und Abschlussbilanz: Fragen zur Vorbereitung**
>
> Die Fragen sollen die Patientinnen bei der Reflexion bereits erreichter Fortschritte, aktuell bestehender Hindernisse und weiteren Veränderungsmöglichkeiten helfen:
> - Was waren meine Therapieziele?
> - Was habe ich erreicht?
> - Wie habe ich das geschafft, was hat mir geholfen?
> - Was hat es mir schwer gemacht, voranzukommen? Was kann ich selbst daran ändern?
> - Woran möchte ich weiterarbeiten? Was sind meine Ziele ab jetzt?
> - Was kann und muss ich selbst tun, um diese Ziele zu erreichen?
> - Mit welchen Schritten habe ich mich von der Therapie unabhängig gemacht?
> - Welche Unterstützung brauche ich in der nächsten Zeit?

Die Patientin wird aufgefordert, eine Haltung zu ihrem weiteren Unterstützungsbedarf und ersten Schritten in Richtung einer Verselbstständigung zu entwickeln. Das Produkt dieser Vorreflexion wird dem Team durch die Patientin vorgestellt. Die Moderation des Bilanzgesprächs wird wieder durch die Vertretungstherapeutin übernommen, sodass die Bezugstherapeutin sich auf die begleitende Unterstützung der Patientin konzentrieren kann. Das gesamte Team ist aufgefordert, aktiv, wohlwollend, engagiert und konstruktiv kritisch am Reflexionsprozess teilzunehmen. Abhängig von der zuvor im Team besprochenen therapeutischen Zielstellung in Hinblick auf eventuelle Commitmentprobleme etc. können unterschiedliche Gesprächstechniken zum Einsatz kommen. Es kann zum Beispiel eine bewusste Aufteilung der Rollen im Sinne eines eher validierenden und eines eher konfrontativ kritischen Parts erfolgen, um so die Dialektik zu verdeutlichen. Eine weitere Möglichkeit ist ein Reflecting Team, bei dem sich das Team in Anwesenheit der Patientin über deren Fortschritte, mögliche Schwierigkeiten und Entwicklungsperspektiven sowie über die Perspektiven einer Verlängerung der Behandlung mit allen Für und Wider berät, während diese zunächst nur zuhört.

Je nachdem in welchem Rahmen die Patientin bislang in der IV-Borderline behandelt wurde und an welchem Punkt der Behandlung die Patientin steht, können unterschiedliche Fragestellungen und Entscheidungen im Mittelpunkt des Bilanzgespräches stehen:
1. Gemeinsam mit der Patientin wird eine Entscheidung über die Verlängerung der wöchentlichen Psychotherapie (Status IV-Therapie) getroffen. Diese setzt in der Regel voraus, dass die Patientin in der Behandlung im Rahmen ihrer Möglichkeiten konstruktiv mitarbeitet und von der Behandlung profitiert. Bei fraglichem Therapiecommitment können Probezeiten oder ein Übergang in den Status IV-Basis vereinbart werden. Letzteres ist auch vorstellbar, wenn bereits eine hohe Stabilität und verbesserte Lebensqualität erreicht wurde und es nun um Möglichkeiten des Ausschleichens der Behandlung geht (vgl. Kapitel 4.4.2).
2. Andersherum kann gemeinsam mit einer Patientin, die zuvor im Status IV-Basis behandelt wurde und nun ihre aktive Änderungs- und Therapiemotivation darstellen konnte, auch ein feierlicher Übergang aus dem Status IV-Basis in den Status IV-Therapie beschlossen werden. So kann markiert werden, dass eine Patientin, der vorher weitmaschig begleitet wurde, sich nun bewusst für den „neuen Weg" und den aktiven Einstieg in die Psychotherapie entschieden hat.
3. Ebenfalls ist es möglich, dass das Bilanzgespräch nach erfolgreicher zumeist langjähriger Zusammenarbeit das Abschlussgespräch der Behandlung darstellt (zur Vorbereitung des Abschlussgesprächs kann das „Arbeitsblatt: Teamvorstellung zur Abschlussbilanz der Integrierten Versorgung (IV) – Borderline" genutzt werden, vgl. CD-ROM). In diesem Fall wird gemeinsam mit der Patientin der Verlauf der Behandlung Revue passieren gelassen. Errungene Meilensteine werden in besonderer Weise gewürdigt. Gemeinsam wird über den vor der Patientin liegenden Lebensabschnitt reflektiert und sie erhält eine „Urkunde" zum Abschluss ihrer Therapie.

Die Patientinnen sind vor einer Teamvorstellung erfahrungsgemäß sehr aufgeregt und nehmen diese als Meilenstein sehr ernst. Umso größer sind in der Regel der Stolz und das Selbstwirksamkeitserleben nachdem die Vorstellung gemeistert wurde. Es ist daher von großer Bedeutung, auch ängstlichen Patientinnen eine Teamvorstellung zuzumuten und damit auch zuzutrauen.

4.5 Bausteine im therapeutischen Prozess

Das Ziel der IV-Behandlung ist immer, die Fähigkeit zur Selbstregulation der Patientinnen zu stärken. Zwei wichtige therapeutische Instrumente sind hierbei das

Wochenprotokoll und die Verhaltensanalysen, welche in den folgenden Abschnitten detailliert beschrieben werden.

4.5.1 Wochenprotokoll

Alle Patientinnen führen ein Wochenprotokoll (Diary Card), welches gemeinsam mit den Patientinnen zu Beginn einer jeden Therapiestunde durchgegangen wird. Das Wochenprotokoll fördert die Selbstwahrnehmung der Patientinnen im Verlauf der Therapie und das Erkennen von Zusammenhängen zwischen eigenem Verhalten, eigener Befindlichkeit, äußeren Ereignissen und Problemverhalten (vgl. „Wochenprotokoll" auf der CD-ROM). Es unterstützt die Patientin dabei, auf ihrem neuen Weg Kurs zu halten. Der Therapeutin hilft das Wochenprotokoll in einem „knackigen Stundenbeginn" (Stiglmayr & Gunia, 2017), die Agenda der jeweiligen Therapiesitzung entsprechend der DBT-Behandlungshierarchie festzulegen. Neben dem schnellen Überblick über mögliches Problemverhalten hilft das Wochenprotokoll, positive Entwicklungen und Ressourcen im Blick zu halten.

Das Wochenprotokoll wird in der Regel zu Beginn der Anfangsphase in der Therapie eingeführt. Der Fokus liegt neben dem Problemverhalten und aktuellen Gefährdungsaspekten vor allem auf der Selbstfürsorge und positiver Aktivierung. Das Wochenprotokoll enthält in der Standardversion folgende Skalen: Belastung, Selbstmitgefühl, Suizidgedanken, Erholsamkeit des Schlafes, Achtsamkeit vs. Dissoziation, Vertrauen in die Therapie, körperliche Aktivität, Ernährung, Einsatz von Skills, Einnahme von Medikation, angenehme Aktivität und den Konsum von Drogen oder Alkohol. Darüber hinaus wird festgehalten, wo die Patientin ihren neuen Weg beschritten hat, wann sie einen Drang zu zuvor definiertem Problemverhalten gespürt hat, und wann sie solches tatsächlich ausgeführt hat. Die Patientinnen werden dazu eingeladen, positive und negative Ereignisse des Tages ähnlich einem minimalistischen Tagebuch zu benennen und so die „Dialektik des Alltags" zu beobachten.

Es sollte im Detail vorbesprochen werden, dass bezüglich positiver Ereignisse nicht das tägliche Feuerwerk oder der Lottogewinn gemeint sind, sondern die kleinen Dinge des Alltags, gerade wenn diese trotz innerer Hürden geschafft wurden. Das stete Konzentrieren auf positive Aspekte des Alltags und Erlebens stellt für manche Patientinnen eine große Herausforderung dar. Der Blick auf das Positive ist häufig mit Ängsten verbunden und benötigt vorbereitend und begleitend oft viel motivierende Gesprächsführung. Ziel ist es, den Blick zu weiten, belastende Ereignisse selbstvalidierend ernst zu nehmen und gleichzeitig stetig neue korrigierende Erfahrungen zu ermöglichen und dadurch auch das Erleben von Verbundenheit mit sich und der Welt zu stärken. Das Wochenprotokoll kann unter Zuhilfenahme des standardisierten Exemplars gemeinsam mit der Patientin überarbeitet und individualisiert werden (vgl. „Wochenprotokoll" auf der CD-ROM).

Therapeutisches Konzept

Wochenprotokoll

Woche vom _____ bis zum _____ Medikamente: Sertralin

	Montag	Dienstag	Mittwoch	Donnerstag	Freitag	Samstag					Sonntag
							Mo	Di	Mi	Do	Fr	Sa	So
Angenehme Ereignisse (Was ist passiert?)	Bus bekommen	Nachricht von Sarah	bisschen Sport gemacht, Paul schreibt doch	gut geschlafen, Einladung von Ralle	Party bei Ralle							
Unangenehme Ereignisse (Was ist passiert?)	Tom schreibt wenig SMS, will nicht mit	Telefonat mit Mama	Tom hat sich bis abends nicht gemeldet	Streit, Gedankenmonster, trotzdem doch sehr achtsam	betrunken plaumiert, Streit mit Tom	Tom ist zu spät gekommen, Selbstverletzung						Streit mit Tom, Schmerzen
Belastung (0 = „gar nicht" – 5 = „sehr hoch")						4	3	3	3	2	5	4
Selbstmitgefühl (0 = „gar nicht" – 5 = „sehr hoch")						0	1	1	2	2	0	1
Suizidgedanken (0 = „keine" – 5 = „außer Kontrolle")						3	3	3	2	3	4	3
Erholsamkeit des Schlafes (0 = „gar nicht" – 5 = „ausgezeichnet")						1	2	2	3	3	1	2
sehr achtsam („0") **bis sehr starke dissoziative Symptome** („5")						2	5	5	5	5	3	4
Vertrauen in die Therapie (0 = „gar nicht" – 5 = „sehr stark")						5	5	5	5	5	4	4
Neue Wege I: für mehr Selbstfürsorge jeden Tag Müsli frühstücken — dran gedacht? („ja" oder „nein")						J	J	J	J	J	x	x
ausprobiert? (C = „gar nicht" – 5 = „häufig")						0	1	1	1	0	0	0
Neue Wege II: abends einen Tee als Einschlafritual — dran gedacht? („ja" oder „nein")						J	J	J	J	J	J	J
ausprobiert? (0 = „gar nicht" – 5 = „häufig")						5	5	5	5	5	5	5
Neue Wege III: um Unterstützung bitten, statt weitend zu werden — dran gedacht? („ja" oder „nein")						x	J	x	J	J	x	J
ausprobiert? (0 = „gar nicht" – 5 = „häufig")						0	3	1	1	0	0	2
Skills angewendet? (0 = „gar nicht" – 5 = „häufig")						2	2	2	3	2	1	2
Medikation genommen („ja" oder „nein" + ggf. „B" für Bedarfsmedikation)						J	J	3	J	J	J	J
Bewegung / Sport gemacht? (0 = „gar nicht" – 5 = „intensiv" – 6 = „zu viel")						1	1	J	x	1	x	x
ausreichend gegessen und getrunken („ja" oder „nein")						x	x	J	3	J	J	J
angenehme Aktivitäten aufgesucht? (0 = „gar nicht" – 5 = „viele")						0	1	2	3	2	0	1
Therapieaufgaben erledigt? aus der Einzeltherapie („ja" oder „nein")						J	x	x	x	x	x	J
aus der Gruppentherapie („ja" oder „nein")						J	x	x	x	x	J	J
Drogen und Alkohol („0" oder „A" oder „nein")						x	x	x	x	x	x	x
Problemverhalten I: Selbstverletzungen (Schneiden) — Drang (0 = „gar kein" – 5 = „sehr stark")						3	1	1	1	4	5	3
Handlung („ja" oder „nein")						x	x	x	x	x	J	x
Problemverhalten II: Aggressives Verhalten — Drang (0 = „gar kein" – 5 = „sehr stark")						3	2	3	4	4	2	4
Handlung („ja" oder „nein")						x	x	x	J	x	x	x
Problemverhalten III: — Drang (0 = „gar kein" – 5 = „sehr stark")												
Handlung („ja" oder „nein")												

Abbildung 12: Ausgefülltes Wochenprotokoll von Frau Sample

Bei Bedarf kann das Wochenprotokoll durch weitere Spalten ergänzt werden, so kann es beispielsweise bei hoher Dissoziationsneigung sinnvoll sein, die tägliche Trinkmenge separat zu protokollieren oder bei komorbider PTBS die Häufigkeit von Flashbacks, Alpträumen oder spezifischen Vermeidungsverhaltens zu ergänzen. Es kann ebenso vereinfacht werden, wenn Patientinnen mit der Standardversion überfordert sind. Eine ergänzende Variante wäre, die Patienten zu bitten, sich für jeden Tag eine angenehme Aktivität vorzunehmen und dann zu dokumentieren, ob diese umgesetzt wurde (vgl. Abbildung 12).

Optional kann das Wochenprotokoll neben den definierten „neuen Wegen" auch durch ein explizites Wochenziel ergänzt werden, welches sich die Patientin selbstständig sucht und für dessen Umsetzung sie eine Belohnung festlegt. Gerade in der Anfangszeit ist hierbei eine engmaschige therapeutische Unterstützung erforderlich, da die Patientin oft erst lernen muss, ihre Ziele realistisch und aktiv zu formulieren (vgl. auch Kapitel 4.3.5).

4.5.2 Verhaltensanalysen

Verhaltensanalysen haben als Methode zur Analyse problematischen Verhaltens im Rahmen der DBT einen hohen Stellenwert. Es werden Arbeitsmaterialien angelehnt an Bohus et al. (2013) und Stiglmayr und Gunia (2017) genutzt (vgl. „Arbeitsblatt: Anleitung für die Verhaltensanalyse (VA)", „Arbeitsblatt: Verhaltensanalyse (VA)" und „Arbeitsblatt: Verhaltensanalyse (VA) zum letzten Suizidversuch" auf der CD-ROM). Sie dienen der Verbesserung des Problembewusstseins, dem Erkennen von Ansatzpunkten für Verhaltensveränderungen sowie dem konkreten Herausarbeiten von alternativen funktionalen Bewältigungsstrategien. In Zeitlupe werden die inneren und äußeren Umstände nochmals reflektiert, die zum Problemverhalten geführt haben (vgl. Abbildung 13). In einem ersten Schritt werden die dem Problemverhalten vorausgehenden Bedingungen auf den Ebenen beobachtbarer äußerer Aspekte (Situation und Verhalten) und innerer Prozesse (Gedanken, Gefühle, körperlicher Zustand) benannt. Im Detail, ganz so als könnte eine Schauspielerin das Verhalten nachstellen, wird in einem nächsten Schritt das Problemverhalten beschrieben. Besondere Bedeutung kommt der Identifikation des letzten Gedankengangs zu, der vor dem sogenannten „Point of no return" aufgekommen ist. Dieser kann als potenzielles letztes Frühwarnsignal genutzt werden. Situative Anfälligkeitsfaktoren wie Schlafmangel, vorhergehender Alkohol- oder Drogenkonsum etc. ebenso wie biografisch verankerte Vulnerabilitätsfaktoren im Sinne von dysfunktionalen Grundannahmen und Schemata, die die Verarbeitung der aktuellen Situation moderiert haben, werden identifiziert.

Im Anschluss werden die Konsequenzen des Verhaltens reflektiert, dabei ist die Unterscheidung kurz- und langfristiger Konsequenzen wichtig. Die Patientin wird durch das detaillierte Herausarbeiten des kurzfristigen Nutzens des Verhaltens

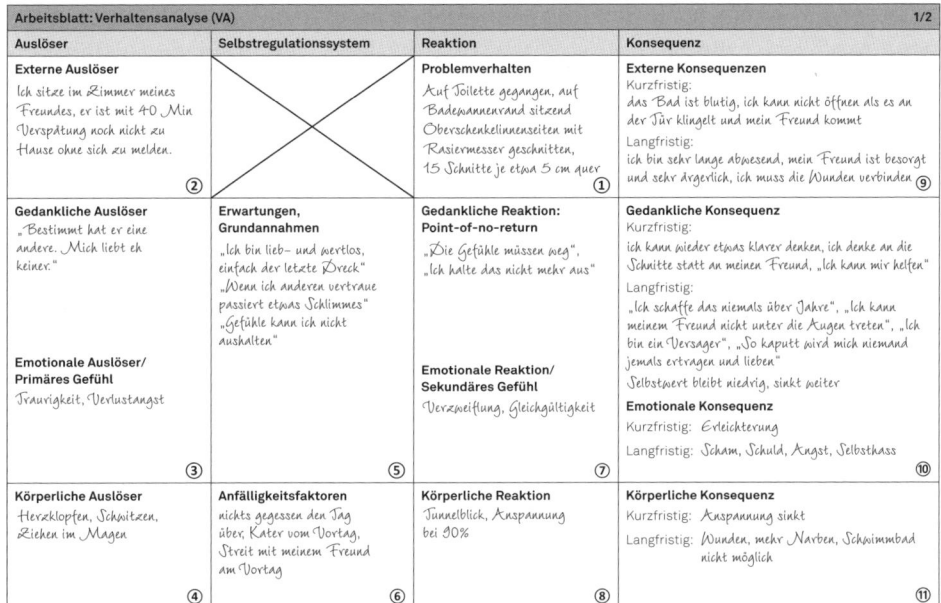

Abbildung 13: Ausgefülltes „Arbeitsblatt: Verhaltensanalyse (VA)" von Frau Sample

validiert, gleichzeitig wird die aktive Änderungsmotivation durch die Auseinandersetzung mit intra- und interpersonellen langfristigen Kosten gefördert. Schlussendlich wird gewürdigt, wie die Patientin versucht hat, sich auf funktionale Weise zu regulieren. Es wird reflektiert, warum dies nicht den gewünschten Effekt hatte. Hier könnte es zum Beispiel um die Wahl der Strategien, die innere Bereitschaft oder den Zeitpunkt des Einsatzes gehen. Häufig lassen sich schon an dieser Stelle neue Ansätze für die Zukunft ableiten. Im Anschluss werden Ideen zu alternativen Verhaltensmöglichkeiten für die Situation herausgearbeitet, ganz so als würden die Geschehnisse in Zeitlupe nochmals ablaufen. Es wird überlegt, an welchem Punkt welches funktionale Verhalten möglich gewesen wäre.

Zudem wird analysiert, was dazu beitragen könnte, Problemverhalten in ähnlichen Situationen künftig zu vermeiden. Hier können z. B. situative Anfälligkeitsfaktoren eine Rolle spielen oder auch schwierige Gefühle oder Grundannahmen, mit denen sich nochmals intensiver therapeutisch auseinandergesetzt werden sollte. Jede Verhaltensanalyse schließt mit Überlegungen zu einer sogenannten Wiedergutmachung ab. Dies ist, wenn auch von den Patientinnen häufig als schwierig erlebt, besonders wichtig. Problemverhalten zieht oft Selbstverurteilung und Selbstbestrafungstendenzen sowie Scham- und Selbsthass nach sich. Diese negativen emotionalen Konsequenzen sollen mit der Wiedergutmachung durchbrochen werden. Den Patientinnen sollte der zugrunde liegende Teufelskreis erläutert werden und eine realistisch umsetzbare Form der Wiedergutmachung für sich selbst (wenn sich das Verhalten gegen die eigene Person gerichtet hat) und/oder für den jeweiligen Mitmenschen (wenn durch das Problemverhalten auch andere geschädigt wurden) gefunden werden. Dabei sind selbstfürsorgliche, nicht monetäre, Ideen zu bevorzugen.

Es werden verschiedene Verhaltensanalysen in Kurzversionen und spezifisch für unterschiedliche Problemverhaltensweisen genutzt, die je nach kognitiven Fähigkeiten der Patientinnen angepasst werden können. Hierzu ist es sinnvoll, mindestens eine Verhaltensanalyse zunächst kleinschrittig gemeinsam mit der Patientin in der Einzeltherapie durchzugehen. In der Folge erarbeitet die Patientin bei Wiederauftreten des Problemverhaltens die Verhaltensanalysen überwiegend selbstständig, sodass diese in der Therapiesitzung im Anschluss vertiefend durchgegangen und ggf. ergänzt werden können.

Verhaltensanalysen können zur Reflexion jedes Verhaltens eingesetzt werden, sowohl für klassisches selbstverletzendes oder selbstschädigendes Verhalten als auch für problematisches Interaktionsverhalten. Außerdem ist es natürlich möglich, positives Verhalten im Sinne gesunder Bewältigungsversuche mithilfe von Verhaltensanalysen zu reflektieren und zu verstärken. Häufig assoziieren Patientinnen Verhaltensanalysen aus vorhergehenden Behandlungen bereits als anstrengend und eher bestrafend, daher ist an dieser Stelle häufig ein Reframing, eine nochmalige Aufklärung über den Sinn und Zwecks der Methode und entsprechende Commitmentarbeit erforderlich.

Im weitesten Sinne können Pretzer-Interaktionskreisläufe (Pretzer, 1996) ebenso als Verhaltensanalysen verstanden werden, welche Teufelskreise im Interaktionsverhalten aufzeigen. Hier wird zunächst die Situation beschrieben, dann die automatischen Bewertungen und Gedanken der Patientin identifiziert und der Bezug

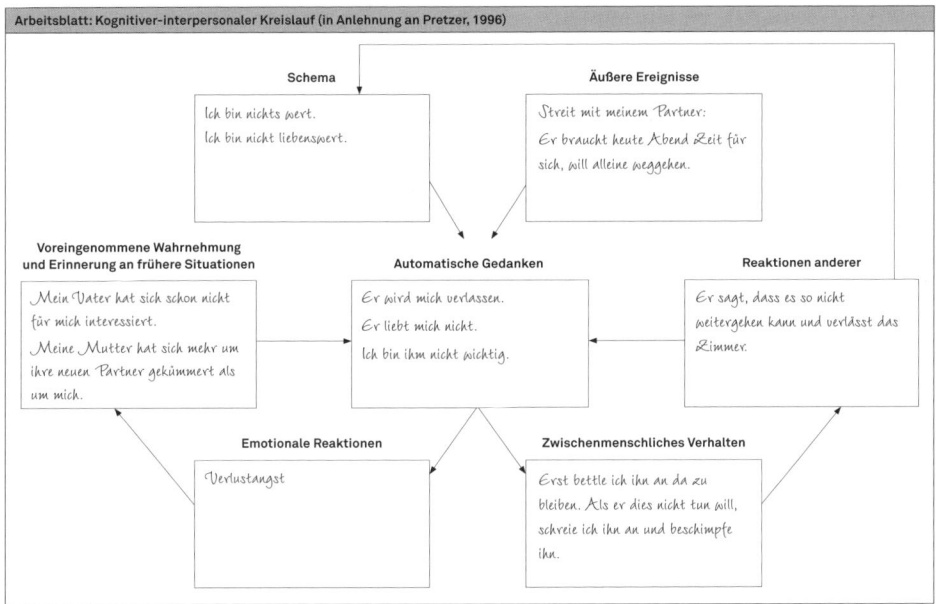

Abbildung 14: Ausgefülltes „Arbeitsblatt: Kognitiver-interpersonaler Kreislauf" von Frau Sample

zu Erfahrungen in der Lebensgeschichte und hieraus entwickelten Schemata (emotional und kognitiv) hergestellt. In der Folge wird das eigene Verhalten der Patientin beschrieben und in einem nächsten Schritt die objektiv beobachtbare Reaktion des Interaktionspartners festgehalten. Danach geht es wiederum zu den automatischen Bewertungen dieses Verhaltens, was den Teufelskreis schließt (vgl. Abbildung 14 und „Arbeitsblatt: Kognitiver-interpersonaler Kreislauf" auf der CD-ROM).

4.6 Telefoncoaching

Als eine Säule der DBT wird den Patientinnen Telefoncoaching angeboten. Ziel ist die Unterstützung bei der Anwendung von hilfreichen Strategien vor dem Auftreten von Problemverhalten. Explizit findet keine Therapie oder Vermittlung neuer Inhalte am Telefon statt (vgl. „Leitfaden für Telefonkontakte in der Krise" auf der CD-ROM). Der Fokus liegt auf der Anwendung bereits erarbeiteter Strategien sowie auf eventuellen Kriseninterventionen (vgl. Kapitel 4.7). Die Patientinnen erreichen ihre Therapeuten zu ihren Arbeitszeiten telefonisch, dabei besteht die Vereinbarung, dass ein Rückruf an die Patientinnen mit Ausnahme vom Wochenende innerhalb von 24 Stunden erfolgt.

Sollte die Bezugstherapeutin nicht in der Klinik sein, kann die Patientin deren Vertretung anrufen. Für Situationen, in denen auch die Vertretung abwesend ist, wurde ein Krisentelefon eingeführt, das eine durchgängige Erreichbarkeit während der Geschäftszeiten sicherstellt. Dieses ist von wechselnden Mitarbeiterinnen besetzt, Anrufe werden sofort entgegengenommen. Die Patientinnen können hier anrufen, wenn sie eine akute Krise (z. B. bei drängenden selbstschädigenden Impulsen oder Suizidalität) abwenden wollen, die ein Warten auf einen Rückruf für den Moment unmöglich erscheinen lässt. Das Angebot von Telefonkontakten wird durch die Patientinnen erfahrungsgemäß überwiegend sehr verantwortungsbewusst in Anspruch genommen.

4.7 Krisenmanagement

Eine psychische Krise ist ein akuter, zeitlich begrenzter Zustand psychischer Belastung, der mit einem emotional bedeutsamen Ereignis oder mit einer Veränderung der Lebensumstände einhergeht. Die betroffene Person nimmt eine Situation als bedrohlich wahr, dies führt zu einer akuten Überforderung und kann mit den bisher verfügbaren Problemlösestrategien nicht bewältigt werden (Berger & Riecher-Rössler, 2004). Jede Krise kann eine Chance zur Weiterentwicklung darstellen, wenn ihre Bewältigung im Nachhinein auf eigene Ressourcen zurückgeführt wird. Außerdem ist jede Krise eine Lernerfahrung zum Umgang mit Belastungen. Das vorrangige Ziel von Kriseninterventionen ist aber immer die Überwindung der aktuellen Krise und das Wiederherstellen des vorangegangenen Funktionsniveaus. Kriseninterventionen sollten rasch und flexibel erfolgen, sich auf die aktuelle Problemlage konzentrieren und eine zeitliche Begrenzung haben, da sonst dysfunktionales Verhalten verstärkt werden kann. Häufig sind ein multidisziplinäres Team und Interventionen im sozialen Umfeld erforderlich. Zudem ist eine aktive und direkte Haltung seitens der Therapeutin ratsam (Schnyder & Sauvant, 2000).

Die Krisen von Borderline-Betroffenen sind in der Regel eng mit deren Symptomatik verknüpft (Giernalczyk & Petersen, 2007). So können interaktionelle Probleme und intensive aber instabile Beziehungen, die immer wieder starke Verlustängste schüren, zu Krisen führen. Derartige interaktionelle Probleme sind oft doppelt problematisch, wenn sie Konflikte mit bisher unterstützenden Personen nach sich ziehen, die anschließend nicht nur als Bezugsperson, sondern auch als Helferin wegfallen können. Weitere Auslöser für Krisen stellen die Unsicherheit bezüglich des eigenen Selbstbildes, impulsives Verhalten, rasche Stimmungsumschwünge, suizidale und selbstschädigende Verhaltensweisen sowie paranoide Vorstellungen dar (Giernalczyk & Petersen, 2007).

Wie in Kapitel 2 beschrieben, sind Krisen bei der BPS so häufig und schwerwiegend, dass etwa 60 % aller aufgewendeten Mittel in stationäre Kriseninterventionen fließen. Dies macht deutlich, dass diese Krisen die bisherigen Behandlungsstrukturen überfordern. Für das Konzept der IV-Borderline ist daher „Krisenfestigkeit", d. h. die Bewältigung, Reduktion und Vermeidung von Krisen und damit auch von stationären Krisenaufenthalten ein zentrales Ziel. Die Patientinnen werden bereits in der Therapieeingangsphase über das Vorgehen in Krisensituationen aufgeklärt. Um Gefährdungsaspekte und krisengenerierendes Verhalten ab- und Ressourcen zum Umgang mit Krisen aufzubauen, erfolgt unmittelbar nach Beginn der eigentlichen Therapie die Erarbeitung eines Notfallkoffers (vgl. Abbildung 15) und eines Krisenplanes (vgl. auch Abbildung 16 und 17 sowie das „Informationsblatt: Umgang mit Krisen in der Integrierten Versorgung (IV) – Borderline" auf der CD-ROM). Gemeinsam mit der Patientin wird psychoedukativ erarbeitet, was unter einer Krise verstanden wird und es werden ressourcenorientiert bisherige Bewältigungsversuche identifiziert. Soweit noch nicht bekannt, wird die Anspannungskurve als Anzeige unterschiedlicher „Windstärken" eingeführt, welche der Patientin dabei helfen soll, die passende Bewältigungsstrategie (Skill) zu wählen.

Mithilfe von Selbstbeobachtungsprotokollen werden Frühwarnsignale für Krisenzustände auf den Ebenen Gedanken, Emotionen, Körper und Verhalten herausgearbeitet. Wenn möglich, sollte für die Patientin der kritische Gedanke, der dem Entschluss zum Problemverhalten vorausgeht, identifiziert und als Frühwarnsignal festgehalten werden. Es ist wichtig, genau zu prüfen, ob das gefundene Warnsignal auch tatsächlich vor dem „Point of no return" liegt und ein alternatives Handeln noch möglich ist. Neu oder wiederholend wird der Begriff des Skills eingeführt, als Fertigkeit, die bei der Bewältigung kurzfristig hilfreich und langfristig nicht schädigend ist. Stellt die Patientin fest, dass ihre aktuelle Anspannung bei 70 oder höher liegt, wird sie eingeladen, ihre Skills-Ketten einzusetzen. Sollte sie hierzu nicht mehr in der Lage sein oder die Anspannung auch trotz Skill-Anwendung weiter steigen, sind im nächsten Schritt eine Reihe von Notfallkontakten namentlich und mit Telefonnummer festgehalten (Angehörige, Freundinnen, Psychotherapeutin, Krisentelefon, Klinik etc.). Zur Verinnerlichung kann es hilfreich sein, den Krisenplan nochmals für sich individuell zu gestalten, abzuschreiben oder zu laminieren (vgl. Krisenplan von Frau Sample, Abbildung 17). Der Notfallkoffer umfasst Kärtchen mit den Skills-Ketten, Pro-und-Contra-Listen, ggf. einen Brief an sich selbst und schriftliche Therapievereinbarungen, wie z. B. den Lebensvertrag und den Krisenplan. In einem eigenen Täschchen zusammengestellt, lernen die Patientinnen, diesen jederzeit bei sich zu führen (vgl. Abbildung 15). Die Wirksamkeit sollte circa alle drei Monate überprüft werden. Nach Fertigstellung des Notfallkoffers und Krisenplans werden beide der Bezugstherapeutin und deren Vertretung in einem kurzen Gespräch vorgestellt. Gerne darf hierbei auch die ambulante Betreuerin mit zugegen sein. Notfallkoffer und Krisenplan erhalten eine besondere Würdigung und ggf. eine kritische Nachreflexion. In der Regel erfolgt dies nach sechs bis acht Wochen nach der Teamvorstellung.

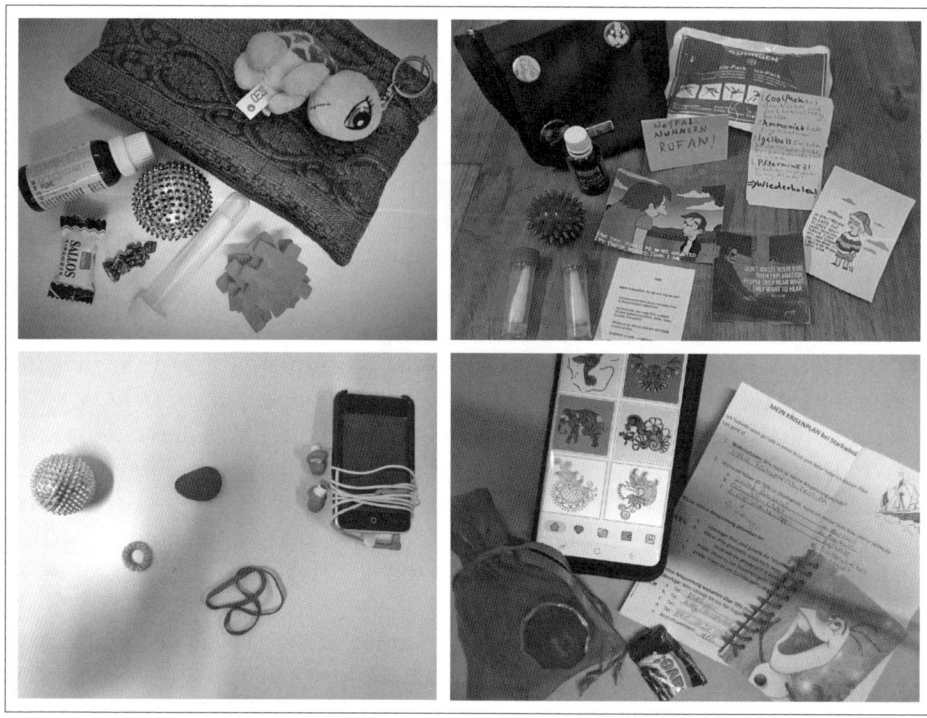

Abbildung 15: Beispiele für Notfallkoffer

Die IV-Borderline hat in akuten Krisen die Möglichkeit, flexibel auf die jeweilige Situation zu reagieren. Sie kann Einzelkontakte intensivieren, Telefoncoaching einsetzen oder sogar Hausbesuche vornehmen. Die Abteilung verfügt über ein Krisentelefon, welches zu den Arbeitszeiten besetzt ist. Die Krisentelefonate folgen einem klaren Schema (vgl. Kapitel 4.6 sowie „Leitfaden für Telefonkontakte in der Krise" auf der CD-ROM), wobei explizit keine Therapie im engeren Sinne erfolgt. Der Fokus liegt stattdessen auf der Bewältigung der aktuell schwierigen Situation und dem Einsatz bereits erarbeiteter Skills. Außerhalb der Geschäftszeiten können sich die Patientinnen an die zentrale Notaufnahme der Klinik wenden. Bei Bedarf können ambulante Kriseninterventionen auch mit interdisziplinärer Unterstützung oder unter Einbeziehung des sozialen Umfelds stattfinden. Das Beziehungsangebot ist zwar verlässlich, jedoch begrenzt, um den Patientinnen in der eigenständigen Bewältigung ihrer Krise zu fördern. Die Therapeutin sollte deutlich machen, wobei sie unterstützen kann und wo die Grenzen ihres Angebots liegen (Giernalczyk & Petersen, 2007). Bei akuter Suizidalität kann in seltenen Fällen eine stationäre Krisenintervention indiziert sein. Abhängig vom Ausmaß der noch bestehenden Absprachefähigkeit kann diese in einem offenen oder geschützten Setting stattfinden. Das Ziel ist hierbei ausschließlich die Wiederherstellung und Festigung der Absprachefähigkeit. Stationäre Aufenthalte sollen dabei so kurz wie möglich gehalten werden. Auf das Setting einer geschützten Station sollte nur im Falle völlig fehlender Absprachefähigkeit und fehlender offener Führbarkeit zurückgegriffen werden. Abgesehen von dem Entzug der persönlichen Freiheit kann dieses Setting regressive Anteile der Borderline-Patientinnen verstärken, sodass sie die Verantwortung für ihr Verhalten abgeben und das Problemverhalten eskaliert. Von Anfang an sollte eine zeitnahe Entlassung oder zumindest Verlegung auf eine offene Station angestrebt werden. In solchen Krisen erfolgt eine intensive Zusammenarbeit mit den stationären Teams, die in der Regel die 24-stündige Ansprechbarkeit abdecken, während die Einzelgespräche weiterhin bei der Bezugstherapeutin der IV-Borderline erfolgen. Diese nimmt an der Behandlungskonferenz der Station teil, in welcher die Behandlung der Patientin im interdisziplinären Team abgestimmt und die weiteren Schritte koordiniert werden. Für die Kooperation mit den Stationsteams wurde zudem ein Arbeitsblatt erstellt, welches die Zusammenarbeit auch bei Personalrotationen erleichtern soll (vgl. „Informationsblatt: Ablaufplan für Stationen bei Krisenaufenthalten von IV-Borderline-Patienten" auf der CD-ROM). Die weitere Begleitung bei der Bewältigung der Krise erfolgt im Anschluss ambulant. Kurz nach der Entlassung finden meist engmaschigere Kontakte statt, die zeitlich verkürzt sind, um einer positiven Verstärkung der Krise vorzubeugen.

Eine Problemanalyse anhand einer Verhaltensanalyse erfolgt erst im nächsten Einzelgespräch. Es werden die aktuellen Auslöser analysiert, die zur Krise geführt haben, und bereits erfolgte Bewältigungsversuche, seien sie funktional oder dysfunktional, herausgearbeitet. Aufgrund der in Krisensituationen besonders intensiven Gefühle und der Schwierigkeiten, diese zu regulieren, unterstützt die Therapeutin im Umgang mit diesen Gefühlen, indem sie aufmerksam zuhört, Gefühle benennt, validiert, Bewertungen der Patientin aufzeigt und zum Skills-Einsatz anleitet. Als Interventionen bei suizidalen Krisen ergeben sich das ausführliche Durchsprechen der auslösenden Bedingungen, die Thematisierung der Suizidalität, auch im Sinne eines subjektiv sinnvollen Problemlöseversuchs, das Aufzeigen des dichotomen Denkstils und alternativer Sichtweisen sowie Handlungen (Giernalczyk & Petersen, 2007). Beim Umgang mit Suizidalität ist zu bedenken, dass sich darin häufig nicht der Wunsch ausdrückt, zu sterben, sondern dass hier oft andere Motive eine Rolle spielen. Suizidales Verhalten kann z. B. auch durch Angst vor Verlassenheit und Einsamkeit motiviert sein und einen Versuch darstellen, einen anderen Menschen an sich zu binden. Negative Gefühle der Therapeutin wie Ohnmacht oder Wut, können einen diagnostischen Aufschluss über die Gefühlslage der Patientin geben. Wichtig ist, dass die Therapeutin Suizidäußerungen in jedem Fall ernst nimmt und dabei deutlich macht, dass eine Zusammenarbeit nur unter der Bedingung klarer Absprachefähigkeit möglich ist. Sollte diese nicht gegeben sein, kann es zur Beendigung der Zusammenarbeit kommen. Besonders fruchtbar kann die therapeutische Arbeit werden, wenn es gelingt, der Patientin ihre suizidalen Äußerungen als Modus der Beziehungsgestaltung näher zu bringen (Giernalczyk & Petersen, 2007).

Informationsblatt: Umgang mit Krisen in der Integrierten Versorgung (IV) – Borderline 1/5

Was ist eigentlich eine Krise?

Eine Krise wird als „Höhepunkt oder Wendepunkt einer gefährlichen Lage oder als ein entscheidender Abschnitt einer schwierigen Situation" definiert. Eine Krise bedeutet also, dass sich jemand in einer schwierigen, belastenden Situation befindet, in der die eigenen Umgangsmöglichkeiten und Ressourcen strapaziert und teils überfordert werden.

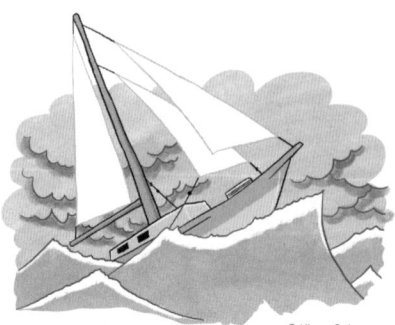

Häufig steht dann das Gefühl, handeln zu müssen, im Vordergrund, weil sich die Situation sonst erheblich verschlechtert. Gleichzeitig stehen häufig keine sinnvollen Fertigkeiten zur Verfügung. So verstärkt sich mit hoher Wahrscheinlichkeit der Drang, Verhaltensmuster einzusetzen, die mittel- oder kurzfristig sehr schädlich sind (dysfunktionale Bewältigungsmuster). Somit werden Fertigkeiten und Hilfen wichtig (Skills, soziale Unterstützung). Teilweise ist eine Unterstützung von außen (psychotherapeutische Gespräche, stationäre Aufnahme) notwendig.

Was kann für Borderline-Betroffene in Krisen hilfreich sein?

Eine Krise zu meistern, ist wie Segeln bei unterschiedlichen Windstärken.

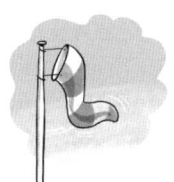
Schon bei einem mäßigen Wind oder leichten Böen ist es manchmal wichtig, die Segel etwas zu verkleinern und aufmerksam zu sein. Übertragen auf die psychische Krise geht es nun darum, dass Sie sich um sich kümmern, Entlastung im Alltag schaffen und bedürfnis- oder lösungsorientierte Skills anwenden.

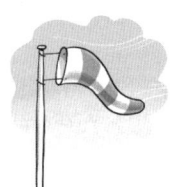
Bei stärkerem Wind – einer Zunahme belastender Gefühle oder Gedanken – wird es zunehmend wichtig, für sich aktiv zu werden, hier werden erste Hochspannungs-Skills notwendig. Auch die Hilfe durch andere, beispielsweise durch eine Bezugsperson, kann hilfreich sein.

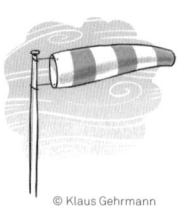
Sobald die Messgeräte jedoch Starkwind anzeigen wird es brenzlig und ein Notruf an die „Seenotrettung" kann notwendig werden. Starkwind kann sich in einer psychischen Krise durch eine Zunahme suizidaler Gedanken äußern oder durch selbstverletzendes sowie selbst- oder fremdgefährdendes Verhalten. Ein Einsatz von Hochspannungs-Skills ist dann unabdingbar. Falls die Skills-Kette auch nach mehrmaligem Einsatz keine Wirkung zeigt, kann ein Anruf bei Ihrer Bezugstherapeutin/Ihrem Bezugstherapeuten oder dem Krisentelefon, das Aufsuchen der Notaufnahme oder das Rufen eines Krankenwagens oder eines Notarztes notwendig sein.

Abbildung 16: Auszug aus dem „Informationsblatt: Umgang mit Krisen in der Integrierten Versorgung (IV) – Borderline"

| Informationsblatt: Umgang mit Krisen in der Integrierten Versorgung (IV) – Borderline | 2/5 |

Wichtig ist es, einen Krisen- oder Notfallplan gemeinsam mit Ihrer Bezugstherapeutin bzw. Ihrem Bezugstherapeuten zu entwickeln, um eigenständig auf die unterschiedlichen Windstärken reagieren zu können.

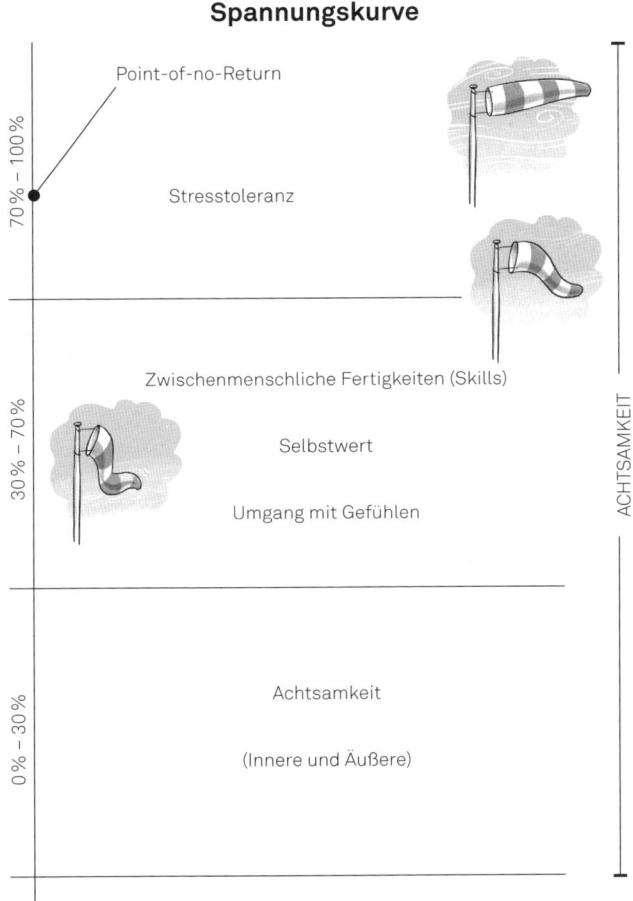

Wie sieht ein Krisenplan genau aus?

Es ist sinnvoll, sich vorher darüber Gedanken zu machen, was für Sie persönlich in einer Krise hilfreich ist und wie Sie Krisen vorbeugen können – nicht erst wenn der Notfall eingetreten ist. Damit Sie dabei möglichst wenig auf andere Menschen angewiesen sind und möglichst schnell wieder handlungsfähig werden, erweist es sich als nützlich, sich einen persönlichen „Notfallkoffer" zu packen, welcher Teil Ihres individuellen Krisenplans ist. Einen Krisenplan entwerfen Sie mit Unterstützung Ihrer Bezugstherapeutin/Ihres Bezugstherapeuten in der Einzeltherapie.

Ein Krisenplan kann sehr individuell und von Person zu Person sehr unterschiedlich aussehen. Für eine kleine Orientierung haben wir im Folgenden eine Vorlage für einen Krisenplan dargestellt. Es kann aber auch sein, dass weitere für Sie wichtigen Aspekte zu ergänzen sind. Ein Krisenplan kann Ihnen potenziell sehr viel Sicherheit geben.

Abbildung 16: Fortsetzung

Fallbeispiel: Krisenplan

Krisenplan: Was muss da drin stehen?

Gemeinsam mit Ihrer Bezugstherapeutin/Ihrem Bezugstherapeuten wird ein individueller Krisenplan entwickelt, der anschließend stets zur Hand ist und den Sie immer bei sich haben.

Es handelt sich hierbei um einen Manöverplan, wie beim Segeln. Gemeinsam überlegen Sie, wie sich Krisen bei Ihnen äußern, was Anzeichen für die unterschiedlichen „Windstärken" sind und wie Sie sich dann verhalten wollen.

Meine Anzeichen für eine Krise bei „mittlerer Windstärke" sind:

Schlechte Laune, Angst etwas falsch zu machen, unruhige Beine, schlecht Luft bekommen

Meine Anzeichen für eine Krise bei „Starkwind" sind:

Gedanke „Ich kann einfach nicht mehr", Dissoziation & Flashbacks, Selbsthass, Suizidgedanken

Meine funktionalen Bewältigungsversuche (Skills) sind:

Meine Freundin (Lena) anrufen, spazieren gehen, Musik hören

Meine dysfunktionalen Bewältigungsversuche sind:

Ritzen, Alkohol und Benzos nehmen, herumschreien, Essanfall und Erbrechen

Im Krisenplan sind eigene Handlungsmöglichkeiten enthalten (Skills). Zusätzlich werden Kontaktpersonen benannt (mit Telefonnummer), die Sie in Krisen kontaktieren möchten. Personen die Ihnen in solchen Situationen vielleicht auch schon in der Vergangenheit gut getan haben und bei denen Sie sich sicher fühlen.

Des Weiteren sollten die Nummern Ihrer Bezugstherapeutin/Ihres Bezugstherapeuten, der Vertretungstherapeutin/des Vertretungstherapeuten, des Krisentelefons sowie die Adresse unserer zuständigen Notaufnahme oder einer vertrauten psychiatrischen Station in unserem Haus enthalten sein.

Abbildung 17: Ausgefüllter Krisenplan am Beispiel von Frau Sample – Auszug aus dem „Informationsblatt: Umgang mit Krisen in der Integrierten Versorgung (IV) – Borderline"

Therapeutisches Konzept 101

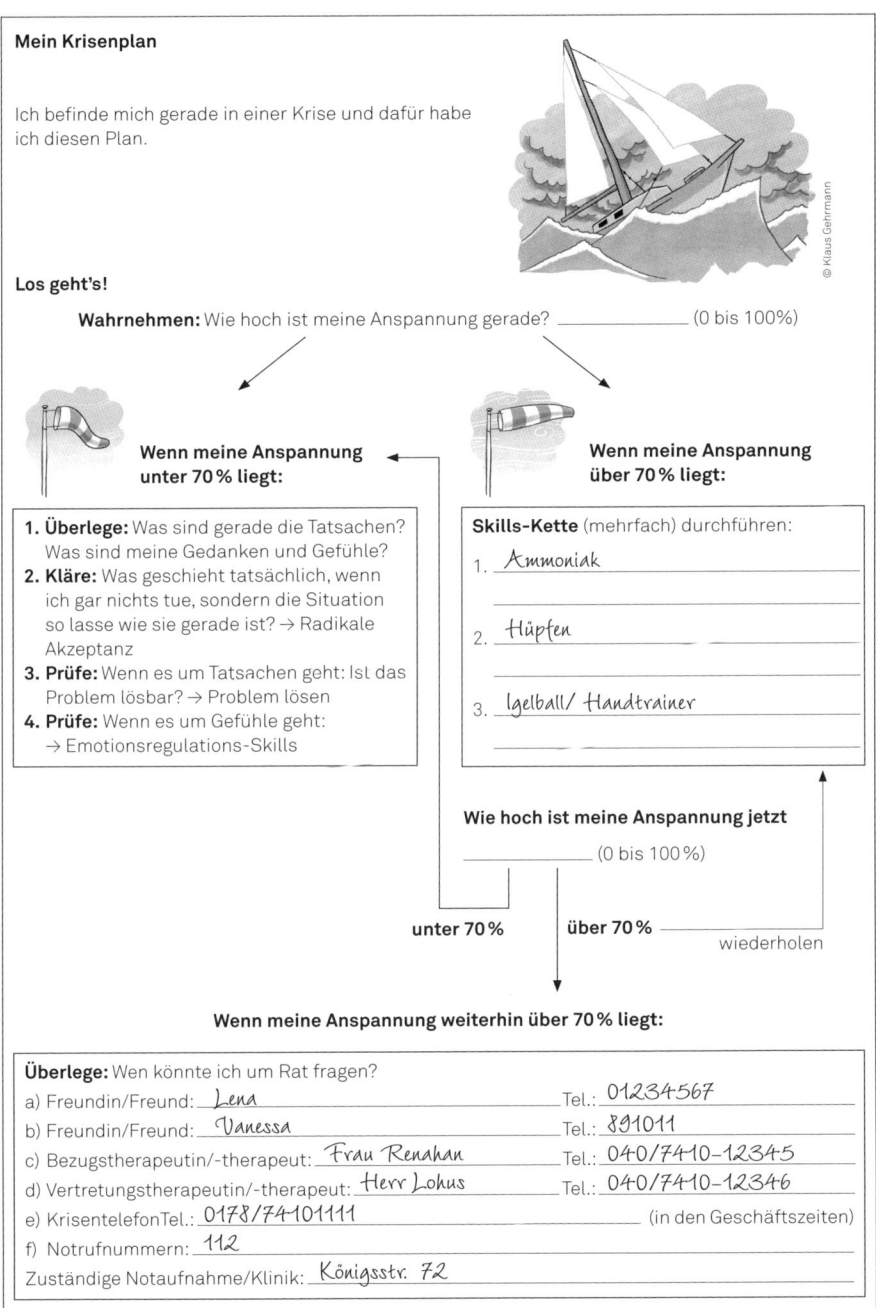

Mein Krisenplan

Ich befinde mich gerade in einer Krise und dafür habe ich diesen Plan.

Los geht's!

Wahrnehmen: Wie hoch ist meine Anspannung gerade? _____ (0 bis 100%)

Wenn meine Anspannung unter 70 % liegt:

1. **Überlege:** Was sind gerade die Tatsachen? Was sind meine Gedanken und Gefühle?
2. **Kläre:** Was geschieht tatsächlich, wenn ich gar nichts tue, sondern die Situation so lasse wie sie gerade ist? → Radikale Akzeptanz
3. **Prüfe:** Wenn es um Tatsachen geht: Ist das Problem lösbar? → Problem lösen
4. **Prüfe:** Wenn es um Gefühle geht: → Emotionsregulations-Skills

Wenn meine Anspannung über 70 % liegt:

Skills-Kette (mehrfach) durchführen:

1. _Ammoniak_
2. _Hüpfen_
3. _Igelball/ Handtrainer_

Wie hoch ist meine Anspannung jetzt _____ (0 bis 100 %)

unter 70 %   über 70 % — wiederholen

Wenn meine Anspannung weiterhin über 70 % liegt:

Überlege: Wen könnte ich um Rat fragen?
a) Freundin/Freund: _Lena_ Tel.: _01234567_
b) Freundin/Freund: _Vanessa_ Tel.: _891011_
c) Bezugstherapeutin/-therapeut: _Frau Renahan_ Tel.: _040/7410-12345_
d) Vertretungstherapeutin/-therapeut: _Herr Lohus_ Tel.: _040/7410-12346_
e) KrisentelefonTel.: _0178/74101111_ (in den Geschäftszeiten)
f) Notrufnummern: _112_
Zuständige Notaufnahme/Klinik: _Königsstr. 72_

Abbildung 17: Fortsetzung

Fallbeispiel: Krisenmanagement

An einem Vormittag, als die Therapeutin und auch die Vertretung nicht im Haus sind, meldet sich Frau Sample auf dem Krisentelefon. Sie schildert der zuständigen Therapeutin einen neuerlichen Konflikt mit ihrem Partner in der letzten Nacht. Der Freund sei nun zur Arbeit gegangen, sie sei alleine in der Wohnung und halte es nicht aus, sie glaube durchzudrehen. Die Therapeutin verstärkt, dass sie sich um Hilfe bemühe und erfragt dann Spannungsniveau, Problemverhalten und das vorherrschende Gefühl. Frau Sample ordnet ihr Spannungsniveau bei 85 ein, benennt „Schneidedruck" im Sinne von Selbstverletzung und starke Suizidgedanken. Sie habe Angst, ihr Freund könne sich von ihr trennen. Die Therapeutin würdigt die emotionale Belastung und fragt, was Frau Sample bereits versucht habe, um die Situation allein zu bewältigen. Sie sagt, sie könne bei dieser hohen Anspannung nicht klar denken und handeln. Die Therapeutin fragt sie, was bei „Starkwind", also bei sehr hoher Spannung, in ihrem Krisenplan stehe. Nun erinnert sie sich, dass Ammoniak, eine Sportübung und der Igelball die ersten Glieder ihrer Skills-Kette sind. Die Therapeutin fordert sie auf, Ammoniak noch während des Telefonates zu nutzen, welches erste Wirkung zeigt, und ermutigt sie, nun aktiv fortzufahren, um wieder handlungsfähig zu werden. Gegen Mittag ruft sie erneut an, sie habe die Skills-Kette angewendet und die Spannung damit unter 70 senken können. Außerdem sei sie nun auf dem Weg zu ihrer Mutter, wo sie übernachten wolle. Es wird vereinbart, dass sie sich am nächsten Tag telefonisch bei ihrer Bezugstherapeutin meldet.

Dieser berichtet sie dann, dass sie bei der Mutter übernachtet habe, es aber auch dort zu Konflikten gekommen sei. Sie habe das Gefühl gehabt, ihre Mutter interessiere sich nicht für sie. Sie wisse nun nicht wohin, könne auch nicht in die Wohnung des Freundes, der die Beziehung nun am Telefon endgültig beendet habe. Seitdem habe sich die Anspannung wieder erhöht und die Suizidgedanken würden immer drängender. Sie habe bereits ihre Skills-Kette angewendet, diese sei aber nicht ausreichend wirksam gewesen. Die Therapeutin verstärkt das Bemühen und das Hilfesuchen und bietet ihr an, zu einem Krisengespräch zu ihr zu kommen. In diesem Krisengespräch klärt sie die Suizidalität genauer ab und versucht, Ideen zur Bewältigung der aktuell schwierigen Situation zu erarbeiten. Frau Sample fühlt sich weiterhin an ihren Lebensvertrag gebunden, sie traut sich aber in der aktuellen Situation nicht mehr zu, ihren Suizidgedanken alleine zu widerstehen. Sie fühlt sich verlassen, verzweifelt, und kann sich kaum auf das Gespräch konzentrieren. Ihr Erleben wird validiert. Da sich in dieser Situation weder ein hinreichend sicherer Ort finden lässt und noch eine ambulante Bewältigung der Suizidalität möglich erscheint, wird vereinbart, dass Frau Sample zunächst für eine Nacht stationär aufgenommen wird. Sie ist ausreichend absprachefähig für die Aufnahme auf einer offenen Station. Die Therapeutin organisiert die Aufnahme, hält Rücksprache mit der Stationsärztin und begleitet die Patientin schließlich auf die Station. Bereits am nächsten Tag ist sie deutlich klarer ansprechbar. Die Suizidgedanken sind immer noch zu drängend, um sie zu entlassen. Ihre Bezugstherapeutin nimmt am nächsten Tag an der Behandlungskonferenz teil. Dort wird gemeinsam mit Frau Sample festgehalten, sie bald wieder zu entlassen, dass aber erst ein Ort vorhanden sein muss, an dem sie sich aufhalten kann. Die Sozialpädagogin der IV hatte zuvor bereits mit Frau Sample eine betreute WG angesehen, wo sie nun auf der Warteliste steht. Es wird aber noch einige Wochen dauern, bis Frau Sample dorthin kann. Die Wohnungen von Mutter und Ex-Freund werden wegen der Gefahr erneuter Eskalationen ausgeschlossen. Die Sozialpädagogin traut es Frau Sample zu, sich eine vorübergehende Wohnmöglichkeit z. B. bei ihrer Freundin Lena zu organisieren. Sie unterstützt und „pusht" sie an dieser Stelle, was zu einem Erfolg führt. In einem weiteren Gespräch auf der Station erscheint Frau Sample soweit stabilisiert, dass sie nach insgesamt vier Tagen entlassen werden kann. Die Therapeutin meldet ihr zurück, dass sie sehr beeindruckt ist von ihrem konstruktiven Verhalten in dieser Krise, in der sie weitgehend ohne Problemverhalten ausgekommen ist. In den folgenden zwei Wochen werden die sonst wöchentlichen Einzelgespräche auf zwei halbstündige Kontakte aufgeteilt, um engmaschiger am Ball zu bleiben. In diesen Sitzungen geht es zunächst ausschließlich um weitere Stabilisierung und Krisenbewältigung, inklusive der kritischen Analyse der Krisensituation. Hier wird nochmals deutlich, dass die Angst, verlassen zu werden, eine entscheidende Rolle gespielt hat, dass das Gefühl auch von der Mutter zurückgewiesen zu werden, den „Heimatfilm" hat anspringen lassen, und dass schließlich die Trennung des Freundes tiefe Verzweiflung, Einsamkeitsgefühle und Hoffnungslosigkeit ausgelöst hat. Es wird vereinbart, dass diese Gefühle, deren biografischer Hintergrund sowie das Beziehungsverhalten in der nächsten Zeit in den Fokus der Gespräche gerückt werden sollen. Zuvor wird der Krisenplan noch einmal überarbeitet und bekräftigt, wie wichtig der geplante Umzug in einen eigenen Wohnraum in der betreuten WG ist.

4.8 Umgang mit schwierigen Therapiesituationen

In der Arbeit mit Borderline-Betroffenen können eine Reihe von besonderen und potenziell schwierigen Therapiesituationen auftreten. Eine Auswahl solcher Situationen und der Umgang mit ihnen soll im Folgenden dargestellt werden.

Schwierigkeiten bei der ersten Kontaktaufnahme

Eine grundsätzliche Schwierigkeit zu oder vor Beginn der Behandlung stellt zuweilen bereits die Herstellung eines ersten Kontaktes dar. Einige Patientinnen erscheinen schon zu ihren ersten vereinbarten Terminen nicht. Dadurch ist es natürlich sehr schwierig, bekannte Interventionen zum Beziehungsaufbau oder auch zum Aufbau von Therapie- und Änderungsmotivation einzusetzen. Gründe können mangelndes Problembewusstsein sein, aber auch Scham- und Schulderleben sowie Ängste, sich vertrauensvoll auf eine neue Person einzulassen. Der Patientin wird mit dialektischer Beziehungsgestaltung begegnet (vgl. Kapitel 4.1.3). Hürden bei der Kontaktaufnahme werden im Rahmen des Consultation Teams reflektiert, sodass die jeweilige Behandlerin unterstützt werden kann, beharrlich validierend und unter Wahrung des nötigen Abstandes mit der Patientin in Kontakt zu treten.

Unregelmäßiger Kontakt zur Therapeutin im Verlauf

Es ist äußerst beschwerlich, Commitment für einen neuen Weg mit Patientinnen zu erarbeiten, die mit den Behandlerinnen nur wenig in Kontakt stehen und nur selten gesehen werden. Behandlerinnen benötigen viel Geduld, Zugewandtheit, Zuversicht und gleichfalls Klarheit in der Kommunikation und müssen sich ausreichend abgrenzen können. Individuelle (Team-)Entscheidungen zum Vorgehen bei jeder einzelnen Patientin erscheinen sinnvoll. Klassische Commitmentstrategien, wie z. B. motivationale Gesprächsführung, das Erinnern an frühere Ziele und Vereinbarungen, das Herausarbeiten langfristiger Konsequenzen, Pro-und-Contra-Listen, der Advocatus Diaboli, aber auch Wertearbeit (vgl. Kapitel 4.3.3), können zum Einsatz kommen. Es ist wichtig, bei allen Bemühungen, die Balance zu wahren, sodass die Verantwortung für Veränderung weiterhin eindeutig bei der Patientin liegt.

Vollständiger Kontaktabbruch

Im Falle eines vollständigen Kontaktabbruchs wird der Patientin nach mehrfachen Versuchen, sie telefonisch zu erreichen, zunächst eine Zeit von vier Wochen eingeräumt, in der sie sich von sich aus melden kann. Geschieht dies nicht, wird der Patientin ein erster Brief geschickt, der wohlwollend und validierend dazu einlädt, sich innerhalb einer Frist bei ihrer Behandlerin oder dem Team der IV zu melden (vgl. „Briefvorlagen bei Nichterscheinen" auf der CD-ROM). Ergreift die Patientin auch diese Chance nicht, so erhält sie einen zweiten Brief, in dem sie nochmals darum gebeten wird, sich zu melden, damit eine Klärung zur Fortführung ihrer Behandlung stattfinden oder, wenn sie diese beenden möchte, ein möglichst runder Abschluss gefunden werden kann. Sie wird nun darauf aufmerksam gemacht, dass ein weiteres Nichtmelden innerhalb einer erneuten Frist zum Ausschluss aus der IV-Borderline führt. Fristen von jeweils zwei Wochen haben sich in diesem gestuften Verfahren bewährt, gleichzeitig ist eine Abweichung davon im Team individuell vereinbar.

Unverhältnismäßig häufige Inanspruchnahme von Telefonkontakten

Eine unverhältnismäßig häufige Inanspruchnahme von Telefonkontakten wird validierend kritisch reflektiert, sodass zugrunde liegende Motive und Verstärkermechanismen herausgearbeitet und langfristig unerwünschte Konsequenzen für die Patientin und die Beziehungsdynamik identifiziert werden können. Möglichst transparent werden mit der Patientin Absprachen getroffen, die im günstigsten Fall schriftlich im Rahmen von ergänzenden Therapieverträgen festgehalten werden. Dies erleichtert das Erinnern, aber auch die Umsetzung von Konsequenzen bei Verstößen gegen die Vereinbarungen (Verhaltensanalysen, Therapiepausen, gelbe Karte/rote Karte, individuelle Kontingenzen) oder von Belohnungen bei Einhaltung eben dieser. Zudem erleichtert eine schriftliche Fixierung die Zusammenarbeit im Team, sodass auch bei wechselnder Besetzung des Krisentelefons sich jedes Teammitglied an die vereinbarten Rahmenbedingungen halten kann. Betont werden muss jedoch, dass der klinischen Erfahrung nach nur sehr selten ein Missbrauch der telefonischen Erreichbarkeit der Behandlerinnen stattfindet. Übermäßiger Inanspruchnahme von Kontakten in anderen Bereichen, wie z. B. einzeltherapeutischen Sitzungen, Vertretungsangeboten oder auch Krisenangeboten im Allgemeinen, kann in ähnlicher Weise begegnet werden.

Akute Suizidalität

Durch die mögliche Flexibilität in der Kontaktgestaltung und den frühzeitigen Fokus auf ein erfolgreiches Krisenmanagement kann eine Eskalation in Form von akuter Suizidalität in den meisten Fällen vermieden werden. Sollte dies durch eine engmaschige ambulante Unterstützung nicht möglich sein, muss eine kurzfristige stationäre Behandlung möglichst in einem offenen Setting angebahnt werden (vgl. Kapitel 4.7). Das Setting einer geschlossenen Station sollte möglichst vermieden werden, da hier ein größeres Risiko für eine Abwärtsspirale besteht, in der die Betroffene weiter dekompensiert und eine Verstärkung des Problemverhaltens zeigt. Ist eine offene Führbarkeit aufgrund fehlender Absprachefähigkeit nicht gegeben, ist dies dennoch indiziert. In diesem Fall sollte jedoch ein noch stärkerer Fokus auf einer zeitnahen Entlassung oder Verlegung auf eine offene Station liegen. Die Zusammenarbeit mit den Stationen sollte sehr eng und kooperativ stattfinden. Um stationäre Krisenaufenthalte möglichst kurz zu halten, ist es von besonderer Bedeutung, konzeptuell an einem Strang zu ziehen. Hilfreich ist dabei, wenn die Station ebenfalls nach einem DBT-Konzept arbeitet.

Chronisch fehlende Absprachefähigkeit

An seine Grenzen stößt das Konzept bei chronisch fehlender Absprachefähigkeit bezüglich akuter Suizidalität oder parasuizidal selbstschädigendem Verhalten. Lässt sich die Absprachefähigkeit trotz aller therapeutischen Bemühungen nicht wiederherstellen, kann im ambulanten Setting nicht weitergearbeitet werden. Die Aufkündigung des Lebensvertrages wird als Kündigung des Behandlungsvertrages von Seiten der Patientin verstanden. Dies wird mit der Konsequenz der Beendigung der Zusammenarbeit transparent mit der betreffenden Patientin besprochen. Das Vertragsverhältnis wird gelöst und die Patientin an eine stationäre Einrichtung verwiesen. Die Möglichkeit einer Weiterbehandlung bleibt aber für den Fall bestehen, dass die Patientin sich zu einem späteren Zeitpunkt doch darauf einlassen kann.

Therapiezerstörendes oder den Therapiefortschritt gefährdendes Verhalten

Handelt es sich nicht um ein Problem der grundsätzlichen mangelnden Absprachefähigkeit, sondern einem sonstigen Mangel an derzeitigem Commitment (therapiezerstörendes oder Therapiefortschritt gefährdendes Verhalten) können Therapiepausen im Sinne eines Kontingenzmanagements vereinbart werden oder die Behandlung kann grundsätzlich in weitmaschigen Abständen im Status IV-Basis fortgesetzt werden (vgl. Kapitel 4.4.2). Ein Wechsel in den Status IV-Basis kann bei fortlaufenden schweren Commitmentproblemen nach Ausschöpfung aller anderen Commitmentstrategien als Konsequenz beschlossen werden. Oft geht diesem Beschluss eine Einladung der Patientin in die Teamsitzung voraus (vgl. Abbildung 18). Die Patientin wird im Status IV-Basis eher sozialpsychiatrisch begleitet. Es können kurze stützende Kontakte stattfinden, die keine Psychotherapie im engeren Sinne darstellen, sondern immer wieder mögliche Ansatzpunkte und Potenzial für eine positive Veränderung bei bewusster Entscheidung für eine Psychotherapie aufzeigen. Im Fokus steht die Motivations- und Commitmentarbeit.

Fallbeispiel: Andauernde Commitmentprobleme

Im zweiten Jahr der Behandlung beginnt Frau Sample eine neue Ausbildung in einer Zoohandlung. Die Arbeit nimmt sie stark in Anspruch, macht ihr aber auch Spaß. Zunächst kommt sie weiterhin zu den Einzeltherapiesitzungen, dann fallen gehäuft Fehltermine auf. Nur zum Teil meldet sich Frau Sample rechtzeitig, um ihre Termine abzusagen. Zu den wahrgenommenen Sitzungen bringt sie nur noch sporadisch und lückenhaft ausgefüllte Wochenprotokolle mit und wirkt ambivalent bzgl. vereinbarter Übungen für zu Hause. Nach wiederholter Reflexion der entstehenden Dynamik zum therapieschädigenden Verhalten und zur Motivationslage, wird Frau Sample schließlich in eine Teamsitzung eingeladen. Mithilfe des Arbeitsblattes zur kritischen Reflexion des Therapiecommitments bereitet sich Frau Sample vor und stellt in der Teamsitzung dar (vgl. Abbildung 18), dass sie vorerst keine Einzeltherapie mehr machen möchte. Aspekte im Sinne von Vermeidungsverhalten und der bislang nur zum Teil erreichten Therapieziele werden dialektisch diskutiert, können von der Patientin jedoch zum Zeitpunkt der Teamvorstellung nur begrenzt nachvollzogen werden. Da sie bei ihrer Haltung bleibt, wird vereinbart, die Behandlung bis auf weiteres im Status IV-Basis weiterzuführen. Hiermit kann sich die Patientin arrangieren, sodass es zwar zu einer Unterbrechung der Psychotherapie, jedoch nicht zu einem vollständigen Therapieabbruch im Sinne eines Behandlungsendes kommt. Es finden in der Folge lediglich vierwöchentliche stützende und eher alltagsbegleitende Kontakte statt. Sobald die Patientin Anzeichen von Änderungsmotivation zeigt, wird das Potenzial einer zielorientierten Psychotherapie markiert.

Etwa drei Monate später eskaliert ein schwelender Konflikt mit einer Kollegin in der Zoohandlung. In diesem Konflikt bittet Frau Sample um engmaschigere Termine und eine vertiefende Arbeit an ihren Schwierigkeiten. Die Bezugstherapeutin reflektiert den Wunsch der Patientin im Consultation Team und teilt der Patientin im Anschluss den Beschluss mit. Das Team macht eine Rückführung in den Status IV-Therapie davon abhängig, ob sie mit diesem Wunsch ein konkretes Veränderungsziel verbinde und bittet die Patientin ihre Beweggründe in einem Motivationsschreiben zu formulieren und dem Team vorzutragen. Zwei Wochen darauf hat die Patientin die Gelegenheit, in der Teamsitzung vorzusprechen. Sie beschreibt sehr klar, dass sie im aktuellen Konflikt eine ihr bekannte Dynamik und eigene Problembereiche wiedererkenne, an denen sie arbeiten wolle. Sie wolle lernen, konstruktiver damit umzugehen, und an bisher erzielte Fortschritte und ihre Therapieziele erneut anknüpfen. Mit der Zielstellung eines konstruktiven Umgangs mit interaktionellen Konflikten entscheidet sich das Team, sie wieder in den Status IV-Therapie aufzunehmen.

Fallbeispiel: Kritische Reflexion des Commitments

Arbeitsblatt: Kritische Reflexion des Therapiecommitments in der Integrierten Versorgung (IV) – Borderline 1/2

Sie haben dieses Arbeitsblatt erhalten, da es aktuell in Ihrer Behandlung Schwierigkeiten oder Blockaden gibt und wir uns Sorgen um die funktionale Fortsetzung Ihrer Therapie machen. Um die Weiterbehandlung erfolgreich gestalten zu können, setzen Sie sich bitte mit den untenstehenden Fragen auseinander. Diese sollen Ihnen bei der Reflexion aktueller Hindernisse und Veränderungsmöglichkeiten helfen.

Was sind oder waren bisher meine Therapieziele?

1. Umgang mit Gefühlen lernen

2. stabiler werden (weniger Selbstverletzung, weniger Alkohol, weniger Dissoziation, weniger Wutausbrüche, keine Suizidversuche mehr)

3. gute Beziehungen führen lernen (Partnerschaft und Freunde)

4. eigene Wohnung und einen Job

5. besseres Selbstwertgefühl

Was konnte ich bisher schon erreichen?

- verletze mich deutlich seltener, keine Suizidversuche mehr, trinke seltener Alkohol, kein Medikamentenmissbrauch mehr
- habe mich von Tom getrennt
- konnte mich Freunden gegenüber schon viel besser abgrenzen als früher
- weniger Wutausbrüche gegenüber meinen Freunden
- manchmal frühstücke ich
- Ausbildung in der Zoohandlung angefangen, die mir Spaß macht

Abbildung 18: Ausgefülltes „Arbeitsblatt: Kritische Reflexion des Therapiecommitments in der Integrierten Versorgung (IV) – Borderline" von Frau Sample

Arbeitsblatt: Kritische Reflexion des Therapiecommitments in der Integrierten Versorgung (IV) – Borderline	2/2

Wie habe ich das geschafft? Was hat mir geholfen?

- habe mich auf die Therapie eingelassen, obwohl es schwer war
- Notfallkoffer
- Arbeiten an den Gefühlen und der Vergangenheit
- Geduld und Verständnis von meiner Therapeutin, aber auch dass sie hart und ehrlich war (mir mal in den Hintern getreten hat)

Was könnten Gründe sein, weshalb mir das Vorankommen aktuell schwerfällt? Warum kann ich mich gerade nicht auf meine festgelegten Ziele konzentrieren?

- Brauche jetzt keine Therapie mehr, ich komme klar und will jetzt arbeiten gehen
- Arbeit macht Spaß
- ich muss ja auch mal alleine klarkommen

Was müsste ich tun, um mich meinen Zielen wieder zu nähern?

- ich kann mir die Ziele nochmal ins Handy einspeichern
- will jetzt aber echt erst mal arbeiten und nicht mehr so oft zur Therapie kommen

Wobei brauche ich Unterstützung?

- brauche erst mal keine Unterstützung
- ich schaffe das jetzt alleine

Bringen Sie dieses Arbeitsblatt bitte in die nächste Einzeltherapiesitzung mit.

Abbildung 18: Fortsetzung

Weitere typische Stolpersteine

Für eine ausführliche Darstellung möglicher Umgangsformen mit weiteren typischen Problemsituationen im therapeutischen Prozess wie langes Schweigen, Dissoziation oder auch heftige Wut sei auf Stiglmayr und Gunia (2017) verwiesen.

4.9 Gruppenangebote

Die Teilnahme an einem DBT-Skills-Training ist eine der zentralen Säulen der DBT. Im Folgenden werden die unterschiedlichen angebotenen Formen des DBT-Skills-Trainings, sowie weitere Gruppentherapieangebote und das Akupunkturangebot dargestellt. Da die spezifischen Varianten des DBT-Skills-Trainings in der Literatur so noch nicht beschrieben wurden, wird hier etwas ausführlicher auf ihre Rahmenbedingungen und Gruppenregeln eingegangen.

DBT-Gruppenangebote

Den Patientinnen werden verschiedene Gruppentherapieangebote der DBT, angelehnt und weiterentwickelt aus dem Konzept von Bohus et al. (2013), angeboten. Je nach Vorerfahrungen und der im Vordergrund stehenden Symptomatik kann die Patientin an einer von drei DBT-Gruppenangeboten teilnehmen: DBT-Einsteiger, DBT-Standard, DBT-Refresher. Es wird angestrebt, dass jede Patientin möglichst frühzeitig im Behandlungsverlauf an einer DBT-Gruppe teilnimmt. Diese findet parallel zur laufenden Einzeltherapie statt.

Ziel der Gruppen ist die Vermittlung funktionaler Fertigkeiten in unterschiedlichen Bereichen der Selbstregulation wie Umgang mit Gefühlen, Selbstwert, zwischenmenschliche Fertigkeiten und Stresstoleranz. Darüber hinaus werden fortlaufend Basisfertigkeiten der Achtsamkeit und des Selbstmitgefühls vermittelt. Die Gruppen finden in der Regel einmal wöchentlich statt und werden von zwei vertiefend in der DBT und der Anleitung von Gruppen ausgebildeten Gruppentherapeutinnen geleitet. Die Gruppen sind halboffen, d.h. dass bei Ausscheiden einer Teilnehmerin zum nächsten Modul eine neue Teilnehmerin einsteigen kann. Insgesamt stehen in jeder Gruppe acht bis neun Behandlungsplätze zur Verfügung. In erster Linie nehmen an den Gruppen Patientinnen der IV-Borderline teil. Bei freien Kapazitäten können darüber hinaus auch Patientinnen der psychiatrischen Ambulanzen teilnehmen, die nicht in der Integrierten Versorgung behandelt werden.

Im Vorfeld wird mit jeder potenziellen Teilnehmerin ein Vorgespräch durchgeführt, indem es neben der Aufklärung zu den Gruppeninhalten und -rahmenbedingungen und einer individuellen Erhebung der Ausgestaltung ihrer Symptomatik auch um die Prüfung und weitere Förderung des Commitments geht (vgl.

„Interviewleitfaden zur DBT-Gruppe" auf der CD-ROM). Teilnehmerinnen, die den Gruppentherapeutinnen aus der Teamvorstellung und dem Consultation Team bereits bekannt sind, können hier nochmals vertiefend interviewt werden. Dies schafft Raum für Cheerleading. Die Patientinnen werden gebeten, ihre Ziele und Erwartungen an die Gruppe zu reflektieren und validierend auf potenzielle Stolpersteine hingewiesen, sodass nochmals bewusst die Entscheidung für den neuen Weg eingeholt werden kann. Sollte dies von einer oder beiden Seiten noch nicht klar formuliert werden können, wird eine Bedenkzeit vereinbart und der Behandlungsvertrag für die Gruppe erst danach bei klar vorliegendem Commitment unterzeichnet (vgl. „Behandlungsvertrag für die Therapie im Rahmen der DBT-Skills-Gruppe" auf der CD-ROM).

DBT-Standard

Die DBT-Standard-Gruppe beinhaltet insgesamt mindestens 32 Sitzungen. Die Module des DBT-Skills-Trainings werden im Block vermittelt, d. h. immer mindestens sechs Sitzungen eines Moduls erfolgen am Stück, zwischen den einzelnen Modulen sind jeweils zwei Sitzungen Achtsamkeit eingeschoben. Trotz deutlicher Manualisierung besteht bei der Durchführung der Module ein Mindestmaß an Flexibilität, um das Training individuell den aktuellen Gegebenheiten und den besonderen Bedürfnissen der Gruppe anzupassen. Es erfolgt mit allen Teilnehmerinnen ein Vorgespräch und zum Ende des ersten Durchlaufens aller Module ein Bilanz- bzw. Abschlussgespräch. Hier wird der Fortschritt der Patientin sowie der Ausblick auf weitere Schritte reflektiert. In Ausnahmefällen kann individuell eine Teilnahme an einem weiteren Durchlauf vereinbart werden, wenn dies indiziert und sinnvoll erscheint. Zu betonen ist hierbei, dass Patientinnen diese Möglichkeit nur dann in Aussicht gestellt wird, wenn bereits im ersten Durchlauf eine aktive Änderungsmotivation erkennbar wurde und die Patientin bereits für sich spürbar profitiert hat. Alternativ kann auch die Teilnahme an einer anderen störungs- oder themenspezifischen Gruppentherapie angeregt werden, hier kann z. B. an ein vertiefendes soziales Kompetenztraining oder auch an traumaspezifische Angebote gedacht werden. Die Ziele der Gruppenteilnahme sind die Vermittlung und das Training von Fertigkeiten der Module Achtsamkeit, Stresstoleranz, Emotionsregulation, Interaktion und Selbstwert.

Das *Modul Achtsamkeit* soll als spirituelles und philosophisches Rückgrat der DBT und gleichzeitig als therapeutische Methode die Patientinnen schrittweise über Übungen an eine annehmende Haltung gegenüber der Realität heranführen. Im *Modul Stresstoleranz* lernen die Teilnehmerinnen ihre eigenen Anspannungszustände zu differenzieren und Frühwarnsignale für Hochanspannung zu identifizieren. Die Strategien, die den Patientinnen vermittelt werden, können unterteilt werden in kurzfristig wirksame veränderungsorientierte Skills zur Krisenbewältigung und akzeptanzbasierte Skills zum Annehmen von Realität und Verantwortung. Das *Modul Emotionsregulation* vermittelt zum einen psychoedukativ grundlegendes Wissen zur Emotionsregulation, wie z. B. zur Entstehung und der Funktion von Gefühlen, und zum anderen Fertigkeiten zu deren Regulation. Die Patientinnen werden dabei unterstützt, eine distanziertere und objektivere Haltung gegenüber ihren Emotionen zu entwickeln. Aus dieser Haltung heraus lernen sie, einzuschätzen, ob eine Emotion zum jeweiligen Zeitpunkt sinnvoll und in angemessener Intensität vorliegt oder durch den Einfluss der vergangenen Wirklichkeit verzerrt ist. Die Patientinnen üben, ihren primären Gefühlen entsprechend zu handeln und damit ihre Bedürfnisse zu befriedigen oder mittels neuer Techniken Gefühle abzuschwächen. Aus der Schematherapie bekannte Modelle und Interventionen können hier integriert werden (Young et al., 2003). Darüber hinaus werden Kenntnisse und Strategien vermittelt, wie Patientinnen ihre emotionale Vulnerabilität langfristig stabilisieren und reduzieren können. Das daran anschließende *Modul Selbstwert* kombiniert das von Jacob und Potreck-Rose (2004) entwickelte Konzept mit schematherapeutischen Ansätzen und wurde durch Inhalte des Konzepts zu Mindful Self-Compassion („Achtsames Selbstmitgefühl", Neff, 2012) erweitert. Es zielt darauf ab, dysfunktionale Überzeugungen sich selbst gegenüber zu identifizieren, diese zu relativieren und durch neue hilfreiche Überzeugungen zu ersetzen. Unterstützt wird der Prozess durch die intensive Umsetzung von Verhaltensexperimenten sowie imaginativen und meditativen Techniken, die eine von Selbstmitgefühl geprägte Haltung etablieren sollen. Ziel ist ein „Waffenstillstand mit sich selbst". Im *Modul Interaktion* bzw. zwischenmenschliche Fertigkeiten erlernen die Patientinnen, in Form einer theoretischen Auseinandersetzung, mittels konkreter Fertigkeiten und durch praktisches Üben in Rollenspielen ihre Ziele durchzusetzen und Grenzen zu wahren, ohne dabei ihrer Selbstachtung oder der Beziehung zu schaden. Über Feedback und Perspektivwechsel lernen die Teilnehmerinnen, ihre Wirkung auf ihre Mitmenschen besser einzuschätzen und ihr Gegenüber zu validieren.

DBT-Einsteiger

Die DBT-Einsteiger-Gruppe richtet sich vor allem an therapieunerfahrene Patientinnen, deren BPS erst vor Kurzem diagnostiziert wurde oder die aktuell noch sehr instabil sind, sodass zunächst eine Reduktion des krisengenerierenden Verhaltens deutlich im Vordergrund steht. Darüber hinaus haben hier Patientinnen die Möglichkeit, erste positive Erfahrungen in einem Gruppensetting zu sammeln, für die die Perspektive einer einjährigen Gruppenteilnahme (DBT-Standard) noch sehr beängstigend oder fraglich realistisch erscheint. Die Ziele der DBT-Einsteiger-Gruppe sind neben der Einführung in die DBT als Behandlungskonzept, die Förderung des Krankheitsverständnisses für die BPS und die Vermittlung erster Skills aus den Modulen Stresstoleranz und Achtsamkeit. Die Gruppe stellt ein Skills-

Training dar, in welchem vorrangig Stresstoleranz-Skills vermittelt und gemeinsam trainiert werden. Sie dient damit der Unterstützung bei einer ersten Stabilisierung und der Vorbereitung auf die weiterführende DBT-Standard-Gruppe. Die Gruppe umfasst in einem Durchlauf 12 jeweils 90-minütige Sitzungen, ein zweiter Durchlauf kann nach Absprache individuell vereinbart werden. Die Gruppe ist als halboffene Gruppe konzipiert. Ein Einstieg für neue Teilnehmer ist zu zwei Zeitpunkten möglich: zum Anfang und ein zweites Mal zum Wechsel der Module. Durch die kürzere Dauer und damit höhere Frequenz ist eine deutlich kürzere Wartezeit gewährleistet, sodass Patientinnen sehr bald nach erfolgreichem Bestehen der Therapieeingangsphase und der Teamvorstellung ein Platz angeboten werden kann. Da die Patientinnen die Gruppentherapeutin durch die Vorstellung im Team und eine Übergabe durch die Bezugstherapeutinnen bekannt sind, kann auf ausführliche Vorgespräche verzichtet werden. Meist ist im Vorfeld lediglich die telefonische Klärung einiger organisatorischer Fragen erforderlich.

Nach zwei Sitzungen mit dem Fokus auf Psychoedukation zur Verbesserung des Krankheitsverständnisses und der Krankheitsakzeptanz, folgt eine Einführung in das Modul *Stresstoleranz*. Den Teilnehmerinnen werden anwendungsorientiert grundlegende Kenntnisse zur Anspannungsregulation und Strategien zum konkreten Umgang vermittelt. Dann erfolgt der Übergang in das Modul *Achtsamkeit*, zu welchem gegebenenfalls neue Teilnehmerinnen hinzukommen können. Das Konzept mit leichter Orientierung in Richtung Selbstmitgefühl wird anhand von Kleingruppenarbeiten und konkreten Übungen vermittelt. Begleitend machen die Patientinnen im Rahmen von Hausaufgaben erste Erfahrungen im Alltag.

DBT-Refresher

Ziel der DBT-Refresher-Gruppe ist weniger die Vermittlung neuer Skills als das Training bereits bekannter Skills und deren Transfer in den Alltag. Anders als bei der DBT-Einsteiger- und der DBT-Standard-Gruppe besteht für die Refresher-Gruppe kein festes Manual. Sie folgt zwar dem Grundkonzept der DBT, ist dabei jedoch modulunabhängig konzipiert. Die Sitzungen finden in einem vierwöchigen Rhythmus statt. Die Gruppe ist fortlaufend und offen. Dies bedeutet, dass ein Einstieg bei freien Kapazitäten zu jedem Zeitpunkt möglich ist. Die Teilnahmedauer kann individuell mit den Patientinnen vereinbart werden. Jede der Sitzungen folgt einer festen Struktur. Sie beginnt mit der Klärung eventueller organisatorischer Fragen und einer Achtsamkeitsübung. Im Anschluss daran wird eine Agenda für die jeweilige Sitzung vereinbart. Die mitgebrachten Anliegen der Patientinnen werden gesammelt und eine Reihenfolge festgelegt. Dann erfolgt ggf. die kurze Nachbesprechung der erarbeiteten Inhalte der letzten Sitzung. Teilnehmerinnen, die in der letzten Sitzung ein eigenes Thema eingebracht hatten, haben hier Gelegenheit, kurz Rückmeldung zum weiteren Verlauf und zu gemachten Erfahrungen zu geben. Erzielte Erfolge und Fortschritte werden gemeinsam gefeiert und geteilt, aufgekommene Hürden und Schwierigkeiten werden kurz analysiert, sodass eine Anpassung erfolgen kann. Darüber hinaus geben alle Teilnehmerinnen kurz Rückmeldung zu ihren Erfahrungen mit der Hausaufgabe, die passend zum eingebrachten Thema für alle Teilnehmerinnen festgehalten wurde. Im Anschluss erfolgt der Einstieg in die Bearbeitung der aktuellen Themen. In der Regel können jeweils ein bis drei mitgebrachte Fragestellungen bearbeitet werden. Eine Hüterin der Zeit achtet auf die faire Verteilung der Bearbeitungszeiten und gibt rechtzeitig ein Zeichen, zum Ende zu kommen. Grundsätzlich ist die Teilnahme auch ohne eigenes Thema möglich, die Bereitschaft, sich aktiv zu beteiligen und prinzipiell eigene Themen einzubringen, sind jedoch Voraussetzungen für die Aufnahme in die Gruppe. Die Gruppe beinhaltet eine Pause mit anschließender Achtsamkeitsübung, die ebenfalls durch eine Patientin angeleitet wird.

Behandlungsvertrag für die Teilnahme an den DBT-Gruppenangeboten

Der Behandlungsvertrag, der mit den Patientinnen für die Teilnahme an einer DBT-Gruppe abgeschlossen wird, ist angelehnt an den von Bohus et al. (2013) entwickelten Vertrag (vgl. „Behandlungsvertrag für die Therapie im Rahmen der DBT-Skills-Gruppe" auf der CD-ROM). Er benennt nochmals sehr konkret die übergeordneten Ziele des Trainings im Sinne der Reduktion von Suizidalität, selbst- und fremdschädigenden Verhaltensweisen sowie der Förderung funktionaler Bewältigungsstrategien und umfasst im Sinne eines informed consent die Rahmenbedingungen der Gruppenteilnahme. Im Kasten ist eine Übersicht der Gruppenregeln dargestellt, mit denen sich jede Teilnehmerin einverstanden erklärt. Im Folgenden wird auf die Gruppenregeln der drei Gruppenformate detaillierter eingegangen.

Gruppenregeln

1. Pünktlichkeit und regelmäßige Teilnahme
2. Mindestteilnehmerzahl
3. Aktive Anwendung von Skills und Time-out
4. Schweigepflicht
5. Regeln des respektvollen Umgangs
6. Stopp-Regel
7. Aktive Teilnahme
8. Versprechen für das Leben
9. Keine privaten Beziehungen
10. Fertigkeitenprotokoll und Hausaufgaben
11. Elefant im Raum
12. Einsatz neuer Medien

Regel 1 – Pünktlichkeit und regelmäßige Teilnahme: Eine Teilnahme an mindestens 50 % der Sitzungen eines Moduls ist Voraussetzung. Sollte dies, aus welchen Gründen auch immer, für die Patientin nicht möglich sein, ist eine Teilnahme nicht möglich. Ähnlich wie bei einem Medikament muss eine Mindestdosierung der Methode gewährleistet sein, um überhaupt wirken zu können. Es soll verhindert werden, dass Patientinnen frustriert von ausbleibenden Behandlungseffekten an sich selbst zweifeln und so demotiviert werden. Darüber hinaus kann eine unregelmäßige Teilnahme die Atmosphäre der gesamten Gruppendynamik stören und den geschützten Rahmen der Gruppe beeinträchtigen oder sich negativ auf die Motivation der anderen Gruppenteilnehmerinnen auswirken. Sollte absehbar werden, dass eine Patientin sich der 50 %-Marke nähert, so wird sie rechtzeitig von den Gruppentherapeutinnen darauf angesprochen. Es wird validierend versucht, Gründe für das häufige Fehlen zu identifizieren und Lösungsmöglichkeiten aufzuzeigen. Bezüglich Zuspätkommens hat sich eine mit den Teilnehmerinnen gemeinsam entwickelte Regelung zur Wiedergutmachung als sehr effektiv erwiesen. Patientinnen entschuldigen sich für ihr Zuspätkommen und bringen in der darauffolgenden Gruppe eine Kleinigkeit als Zeichen der Wiedergutmachung mit. Dies kann zum Beispiel eine Süßigkeit, Obst aber auch ein Mandala oder ähnliches sein.

Regel 2 – Mindestteilnehmerzahl: Die Gruppe findet erst ab einer Teilnehmerzahl von drei Teilnehmerinnen statt, da erst ab dieser Größe tatsächlich von einer Gruppentherapie gesprochen werden kann. Synergieeffekte sollen ermöglicht werden. Flexibel und abhängig vom Grad des funktionalen Umgangs mit der Nichtteilnahme wird die ausgefallene Sitzung wiederholt und das jeweilige Modul dadurch flexibel um eine Woche verlängert oder als negative Kontingenz gestrichen und stattdessen zum Selbststudium auf die jeweiligen Passagen im Skript verwiesen.

Regel 3 – Aktive Anwendung von Skills und Time-out: Die Verantwortung, aktiv an der Gruppe teilzunehmen, liegt bei jeder Patientin selbst. Hierzu gehört, dass sie selbst dafür sorgt, arbeits- und aufnahmefähig zu bleiben. Sollte die Anspannung in den Hochstressbereich steigen, so sind die Patientinnen aufgefordert, durch den aktiven Einsatz von Skills ihre Arbeits- und Lernfähigkeit selbstständig wiederherzustellen. Die zum Einsatz kommenden Skills sollen gruppentauglich sein und nur zur unmittelbaren Stressregulation zum Einsatz kommen, keineswegs um sich dauerhaft zu beschäftigen. Wenn erforderlich, ist der intensivere Skills-Einsatz im Rahmen eines sogenannten Time-Outs möglich. Bevor die Patientin den Raum für eine kurze Pause (einen „kurzen Urlaub") verlässt, gibt sie an, welche Skills sie nun einsetzen möchte (zum Beispiel: Treppensteigen, bewusstes Durchatmen an der frischen Luft, kaltes Wasser über die Unterarme laufen lassen). Nur im äußersten Notfall wird die Patientin durch eine der Gruppentherapeutinnen begleitet und hier bei der Skills-Anwendung gecoacht.

Regel 4 – Schweigepflicht: Jede Teilnehmerin verpflichtet sich außerhalb der Gruppe, die Schweigepflicht zu wahren. Hierzu wird gemeinsam in der Gruppe anhand von Beispielen reflektiert, welche Inhalte und in welcher Form geteilt werden dürfen und welche nicht. Es wird reflektiert, wie man im Alltag bei zufälligen Begegnungen auf der Straße begrüßt werden möchte.

Regel 5 – Regeln des respektvollen Umgangs: Es gelten die allgemeinen Regeln eines respektvollen Umgangs miteinander. Dies wirft bei den ohnehin häufig sehr stark um das Wohlbefinden der jeweiligen Mitpatientinnen besorgten Teilnehmerinnen selten Fragen auf. Dennoch erscheint die klare Nennung dessen erfahrungsgemäß wichtig zur Schaffung eines sicheren Rahmens.

Regel 6 – Stopp-Regel: Jede Teilnehmerin hat grundsätzlich das Recht, Grenzen zu setzen. Dies gilt insbesondere, wenn sie sich bedrängt fühlt oder in anderer Form nicht weiter Auskunft geben möchte. Sie darf in diesem Fall durch das Benennen eines „Stopp" eine Grenze setzen, die sofort respektiert und nicht hinterfragt wird. Außerdem haben die Teilnehmerinnen ebenfalls die Möglichkeit „zu detaillierte" Schilderungen von Problemverhalten zu begrenzen.

Regel 7 – Aktive Teilnahme: Jede Teilnehmerin möge ungeachtet ihrer eventuell bestehenden (sozialen) Ängste aktiv an der Gruppe teilnehmen, sie möge dem Prozess aufmerksam folgen und ggf. Fragen stellen, Übungen auch zwischen den einzelnen Sitzungen aktiv umsetzen und Hausaufgaben machen sowie sich auf Übungen in den Sitzungen einlassen. Dazu gehören unter anderem auch die Beteiligung an Ämtern oder auch die Teilnahme an Achtsamkeitsübungen oder Rollenspielen.

Regel 8 – Versprechen für das Leben: Alle Teilnehmerinnen unterzeichnen ergänzend zum Lebensvertrag, den sie im Rahmen der Behandlung in der IV-Borderline unterzeichnet haben, nochmals, sich für die Dauer der Gruppenteilnahme nicht in Lebensgefahr zu bringen, sei es mit oder ohne Absicht. Darüber hinaus ist das Reden über drängende Suizidgedanken oder suizidale Absichten innerhalb der Teilnehmerschaft untersagt. Sollte dies dennoch erfolgen, so ist jeder Patientin, die sich mit einem solchen Inhalt an ihre Mitpatientin wendet, bewusst, dass diese umgehend verpflichtet ist, dies den Gruppentherapeutinnen mitzuteilen. Viele Patientinnen sind in ihrer Lebensgeschichte zu Geheimnisträgerinnen gemacht worden und mussten unangemessen viel Verantwortung tragen. Dies soll in der Gruppendynamik klar unterbunden werden und wird daher betont. Die Verantwortung, sich Unterstützung zu holen, liegt bei jeder Teilnehmerin selbst.

Regel 9 – Keine privaten Beziehungen: Um das Risiko interaktioneller Verwicklungen in der Gruppe gering zu halten, werden die Patientinnen gebeten, für die Zeit der Behandlung nicht in intime Beziehung zueinander zu treten, d.h. keine freundschaftlichen oder romantischen Beziehungen einzugehen. Erfahrungsgemäß wird diese Gruppenregel zunächst mit einigem Schmunzeln oder Unverständnis entgegengenommen. Es gab jedoch bislang noch keine einzige Gruppenkonstellation, in der die Teilnehmerinnen nach einer kurzen Reflexion über die mit dieser Regel eventuell verbundenen Schwierigkeiten, dieser nicht dankbar zustimmten. Nicht selten verleihen Patientinnen in der Abschlussrunde ihrer Gruppenteilnahme, ihrer Freude Ausdruck, nun endlich, offiziell Freunde sein zu dürfen und sich privat zu verabreden, was jedes Mal von einiger Fröhlichkeit begleitet ist.

Regel 10 – Fertigkeitenprotokoll und Hausaufgaben: Begleitend zur Gruppe wird jede Woche ein sogenanntes Fertigkeitenprotokoll ausgefüllt. In diesem sind die wichtigsten Skills der einzelnen Module aufgeführt. Die Patientinnen sind aufgefordert, täglich zu protokollieren, welche Skills sie eingesetzt und mit welchem Nutzen (0 – gar nicht wirksam bis 4 – sehr großer Nutzen) sie dies tun konnten. Trotz einiger Widerstände nach Einführung des Protokolls erwies sich dieses als hoch wirksam. Die Patientinnen melden wiederholt verstärktes Selbstwirksamkeitserleben zurück und zuweilen auch Stolz über die stete Rückmeldung der aktiven und überwiegend erfolgreichen Skills-Anwendung, unabhängig vom aktuellen Modul. Neben dem Fertigkeitenprotokoll haben die Patientinnen in der Regel eine zum aktuellen Thema passende Hausaufgabe auf. Diese besteht oft in der Erprobung des aktuellen Skills der Woche oder auch in der Auseinandersetzung mit theoretischen Inhalten aus dem Skript. In der Reihenfolge des Erscheinens in der jeweiligen Gruppensitzung geben die Patientinnen sowohl ihr Fertigkeitenprotokoll als auch ihre Notizen zur Hausaufgabe ab. Dies gibt die Reihenfolge der Nachbesprechung umgekehrt vor, das heißt, wer als letztes zum Gruppentermin erscheint, ist als erstes mit der Rückmeldung zur vorangegangenen Woche dran. Neben dem Effekt, dass Unpünktlichkeit hierdurch drastisch reduziert werden konnte, erspart sich die Gruppentherapeutin langes Warten durch freiwilliges Rückmelden oder die Spannungen durch ein bewusstes Aufrufen einzelner und gibt die Verantwortung damit klar an die Teilnehmerinnen zurück.

Regel 11 – Elefant im Raum: Sollte es in der Gruppe zu Störungen kommen, werden diese angesprochen. Ähnlich wie der Hüter der Dialektik im Consultation Team (vgl. Kapitel 4.1.1) sind alle Teilnehmerinnen einschließlich der Gruppentherapeutinnen aufgefordert, etwaige „Elefanten im Raum" zu benennen. Anders als in einer psychodynamischen Gruppentherapie ist die vertiefte Auseinandersetzung mit den Spannungen und Konflikten in der Gruppe nicht der Fokus, das Phänomen wird lediglich so präzise wie möglich benannt, ggf. kurz reflektiert und dann mit dem Fokus auf Lösungsideen, was die Teilnehmerinnen nun bräuchten, um in den geplanten Inhalten weiterzuarbeiten, abgeschlossen. Hier können bei Bedarf und jeweiliger Passung validierend eventuell aufgedeckte Muster und Glaubenssätze benannt und auf die weitere Auseinandersetzung in der Einzeltherapie verwiesen werden. Bei nicht lösbaren Konflikten zwischen einzelnen Teilnehmerinnen werden alle beteiligten Patientinnen aus der Gruppe ausgeschlossen. Die Gruppentherapeutinnen sollten in der Regel nicht die Rolle von Polizei oder Richterin übernehmen und in den Konflikt einsteigen, die Verantwortung liegt bei den Teilnehmerinnen. Erfahrungsgemäß ist ein Ausschluss von Patientinnen aus diesem Grund nicht notwendig.

Regel 12 – Einsatz von neuen Medien: Mit Fortschreiten der digitalen Entwicklung werden von den Teilnehmerinnen immer häufiger soziale Medien wie WhatsApp genutzt, um miteinander in Kontakt zu treten. Es gibt für die Patientinnen die Möglichkeit, sich freiwillig auf eine Telefonliste setzen zu lassen, die dann allen Teilnehmerinnen zur Verfügung gestellt wird. Möglichkeiten und Risiken von WhatsApp-Gruppen werden in der Sitzung reflektiert. Die Eigenverantwortlichkeit jeder Einzelnen wird dabei betont. Die Erfahrung, die mit derlei Medien bislang gesammelt werden konnte, ist sehr breit. So erlebt es eine Vielzahl von Teilnehmerinnen als hilfreich, sich zu Hausaufgaben und Fragen, die in der Gruppe aufgetreten sind, unkompliziert und alltagsnah austauschen zu können. Andere Patientinnen spüren hier, wie in anderen Bereichen ihres Lebens auch, Schwierigkeiten, sich abzugrenzen. Die Gruppentherapeutinnen übernehmen keine Verantwortung für die Inhalte der Gruppe, dennoch wird die Möglichkeit betont, sich ggf. Unterstützung zu holen, sollten Teilnehmerinnen den Eindruck haben, dass die Regeln der Gruppenteilnahme in der digitalen Gruppe nicht gewahrt werden.

Neben den übergeordneten Zielen der Gruppe und allgemeinen Regeln der Teilnahme beinhaltet der Behandlungsvertrag darüber hinaus eine Auflistung der Aspekte, zu denen sich die Gruppentherapeutinnen verpflichten und die Grundannahmen der DBT, aus denen heraus sie handeln und arbeiten. Der „Behandlungsvertrag für die Therapie im Rahmen der DBT-Skills-Gruppe" (vgl. CD-ROM) kann an die jeweiligen Bedürfnisse angepasst werden.

Während der Sitzungen sind die Rollen der Therapeutinnen entsprechend der Dialektik auf den Seiten Validierung sowie Drängen auf Veränderung verteilt. Eine der Gruppentherapeutinnen übernimmt jeweils den Part der „Validiererin". Dies bedeutet, dass sie sich mehr noch in die Rolle der Patientinnen hineinversetzt und deren Perspektive einzunehmen versucht. Wann immer nun schwierige Gefühle oder Widerstände aufkommen, ergreift sie das Wort und benennt diese wohlwollend und annehmend, drückt Verständnis vor dem Hintergrund der Lebensgeschichten der Patientinnen oder der bestehenden BPS aus oder bremst die in den Inhalten vorantreibende Kollegin, die sogenannte „Pusherin", um kurz auf die Emotionen zu fokussieren. Dabei kann sie auf die verschiedenen Validierungsstufen der DBT zurückgreifen. Die Pusherin hingegen fokussiert dialektisch auf die andere Seite. Sie drängt auf Veränderung, sie vermittelt gradlinig die geplanten Inhalte der Stunde und entsprechend der Grundannahme der DBT die Haltung, dass sich Borderline-Patientinnen härter anstrengen müssen und nur sie in der Gegenwart Verantwortung tragen, etwas für sich zu verändern. Zur Vermittlung der Inhalte wird auf Informationen und Arbeitsmaterialien aus Bohus und Wolf-Arehult (2018), Linehan, Barone und Maffei (2015) sowie Sendera und Sendera (2016) zurückgegriffen. Unter den Patientinnen werden die Ämter der Hüterin der Zeit und der Hüterin der Achtsamkeit verteilt. Die Hüterin der Zeit achtet, wie es der Titel bereits nahelegt, auf eine gerechte Verteilung der Redeanteile, z. B. bei der Hausaufgabenbesprechung, und auf das pünktliche Einhalten der Pausen- und Schlusszeiten. Die Hüterin der Achtsamkeit darf aufmerksam dem Sitzungsverlauf folgen und gibt durch das Betätigen einer kleinen Glocke ein Zeichen, wenn im Gesprächsverlauf bewertet wurde. Dies ist insbesondere bedeutsam bei pauschalen Selbstabwertungen oder negativen Vorannahmen bei neuen Übungen. Da Bewertungen im Alltag völlig normal und sogar lebenswichtig sind, ist es keineswegs das Ziel, gar nicht mehr zu bewerten. Es geht hier lediglich darum, die Teilnehmerinnen für ihre eigenen und fremden Bewertungen zu sensibilisieren, Verständnis für eigene Muster zu wecken und so Türen für alternative Bewertungen zu öffnen.

Jede Sitzung beginnt mit der Klärung organisatorischer Inhalte zum Beispiel der Ankündigung von Urlaubszeiten, vertraglichen und abrechnungsbezogenen Fragen und Ähnlichem. Außerdem werden die Ämter Hüterin der Achtsamkeit und Hüterin der Zeit für die aktuelle Gruppensitzung verteilt. Danach erfolgt der eigentliche Einstieg in die Sitzung durch eine Achtsamkeitsübung. Diese kann entweder variieren oder bleibt für jeweils ein Modul bestehen, um unterschiedliche Erfahrungen zu ermöglichen. Daraufhin wird in die Reflexion der Skills-Anwendung im Allgemeinen (Fertigkeitenprotokoll) und die Umsetzung des besonderen „Skills der Woche" eingestiegen. Die Teilnehmerinnen stellen reihum ihre Erfahrungen vor, wobei auf die Würdigung von Erreichtem und die Auflösung eventuell aufgetretener Blockaden und Schwierigkeiten fokussiert wird. So wird im Rahmen der Hausaufgabennachbesprechung das Thema der vorangegangenen Woche nochmals mit Praxisbezug wiederholt und gefestigt. Nach der zehnminütigen Pause leitet eine der Patientinnen, die sich in der Vorwoche dazu bereiterklärt hat, eine Achtsamkeitsübung an. Diese dauert in der Regel zwei bis drei Minuten und kennzeichnet den Einstieg nach der Pause. Die Übernahme dieser Aufgabe erfolgt freiwillig, es wird jedoch darauf geachtet, dass jede der Patientinnen in regelmäßigen Abständen an der Reihe ist. Erfahrungsgemäß brauchen einige der Patientinnen sehr viel Überwindung, um sich dieser kleinen Mittelpunktsituation auszusetzen, in der Regel gehen sie daraus jedoch deutlich gestärkt hervor. Äußerst niedrigschwellig übernehmen die Patientinnen hier Verantwortung für sich und die Gruppe und leisten einen Beitrag für ihr eigenes Verbundenheits- und Selbstwertgefühl. Im zweiten Teil der Sitzung steht die Vermittlung neuer Inhalte und besonders die Vermittlung des neuen Skills der Woche im Mittelpunkt. Mittels unterschiedlicher didaktischer Methoden wie Gruppendiskussionen, Kleingruppenarbeiten, praktischen Übungen, Frontalpräsentationen, geleitetem Entdecken, sokratischer Gesprächsführung, Psychoedukation, Achtsamkeitsspaziergängen, Rollenspielen, Stillarbeit usw. werden neue Inhalte erarbeitet. Dabei werden unterschiedliche Medien wie das Handout mit Informations- und Arbeitsblättern, Film- und Videotechnik, Flipchart, Tafelbild und grafische Hilfsmittel genutzt. Die Gruppe wird mit der Vereinbarung der Hausaufgabe für die Folgewoche und einem

„wind down" beendet. In der Regel wird für das „wind down", das gemeinsame Abschließen und Runterkommen am Ende einer Gruppe, das bewusste Achten auf den Atem bei gleichzeitigem Hören eines einmaligen Erklingens einer Klangschale in der achtsamen Sitzhaltung genutzt.

Weitere Gruppenangebote der Psychiatrischen Institutsambulanz

Neben den DBT-Gruppen kann die Teilnahme an weiteren Gruppen sinnvoll sein, um bestimmte Problembereiche zu behandeln. Dabei können sowohl externe Gruppen besucht werden, als auch Gruppen der psychiatrischen Institutsambulanz. Für neue Patientinnen können psychoedukative Gruppen oder das Metakognitive Training für Borderline-Betroffene (B-MKT; Schilling, Köther, Nagel, Agorastos & Moritz, 2013) sinnvoll sein. Für Patientinnen mit starken zwischenmenschlichen Problemen können interaktionelle Gruppen (Schindler & Brandes, 2019) oder ein Gruppentraining sozialer Kompetenzen (GSK; Hinsch & Pfingsten, 2015) in Frage kommen. Darüber hinaus können psychoedukative und störungsspezifische Gruppen die Behandlung komorbider Erkrankungen ergänzen. Ein Beispiel wäre hier STAIR (Cloitre, Koenen, Cohen & Han, 2002) als traumaspezifische Gruppentherapie zur Vorbereitung und Begleitung von traumafokussierter, expositionsorientierter Behandlung. Für Patientinnen mit komorbider Depression kann eine Depressionsbewältigungsgruppe sinnvoll sein. Bei Patientinnen mit komorbider Abhängigkeitserkrankung hat sich die Teilnahme an einer suchtspezifischen Therapie- oder Selbsthilfegruppe als sinnvoll erwiesen. Diese finden in der Regel extern in Einrichtungen der Suchthilfe statt. Weitere fachtherapeutische Angebote wie Kunst- und Ergotherapiegruppen (inkl. Arbeitstherapie) oder auch Tanz- und Theatergruppen sind denkbar. Als niedrigschwelliges Angebot steht Patientinnen Ohrakupunktur zur Verfügung (NADA – National Acupuncture Detoxification Association). Es handelt sich um ein wirkungsvolles, akupunkturgestütztes Behandlungskonzept für Menschen mit psychischen Problemen. Das Angebot richtet sich an Menschen, die unter Stress im Allgemeinen oder den Folgen traumatischer Erlebnisse im Speziellen leiden. Das Protokoll funktioniert am besten, wenn es in ein ganzheitlich arbeitendes Behandlungsmodell wie die IV-Borderline integriert ist (Bemis, 2013). Die überwiegend nonverbale und nichtkonfrontative Methode findet im Rahmen einer offenen fortlaufenden Gruppe statt.

4.10 Aufsuchende Arbeit

Unter dem Stichwort Hometreatment nimmt aufsuchende Arbeit in IV-Modellen für Psychose-Patientinnen eine bedeutende Rolle ein. Sie wird immer dann geleistet, wenn Patientinnen entweder nicht in der Lage sind, in die Klinik zu kommen, oder wenn eine Behandlung im eigenen Umfeld der Genesung zuträglicher erscheint (Schöttle, Ruppelt, Karow & Lambert, 2015). Borderline-Patientinnen suchen aufgrund ihrer überwiegend anklammernd-ambivalenten Bindungsmuster (Buchheim, 2011; Levy, Beeney & Temes, 2011) in der Regel stärker den Kontakt mit dem Behandlungsteam. Daher ist die aufsuchende Arbeit hier weniger häufig und nicht systematisch beforscht. Dennoch ist sie ein wichtiges therapeutisches Element. Aufsuchende Arbeit verschafft den Behandlerinnen einen intensiven Einblick von Alltagsbewältigung und Lebenssituation der Patientin. Sie ist aber auch immer ein Eindringen in deren Privatsphäre und erfordert daher eine besondere Sensibilität. Hilfreich erscheint hier die Haltung, die Patientin als Gastgeberin und die Behandlerinnen als ihre Gäste zu betrachten. Bevor Patientinnen zu Hause aufgesucht werden, sollte geklärt werden, inwieweit dies adhärent zum Gesamtbehandlungsplan ist. Hausbesuche sollten grundsätzlich von zwei Mitarbeiterinnen des Teams gemeinsam durchgeführt werden. Die Gründe für aufsuchende Arbeit sollten möglichst vorab mit der Patientin besprochen und als Option in den Behandlungsplan aufgenommen werden.

Ein möglicher Grund für aufsuchende Arbeit kann die Unterbrechung und Veränderung einer Symptomatik sein, die die Patientin daran hindert, in die Therapie zu kommen (z.B. Antriebslosigkeit, soziale Angst, psychotische Symptome, Substanzkonsum). Sie kann darauf abzielen, Probleme in der Alltagsbewältigung im eigenen Lebensumfeld zu analysieren und zu verändern (z.B. Wohnung in Ordnung halten, Behördenpost öffnen, Probleme mit Wohnsituation, Vermieterinnen oder Nachbarschaft). In beiden Fällen ist darauf zu achten, dass kein Problemverhalten verstärkt wird. Ähnlich zu sehen sind gezielte therapeutische Interventionen im Lebensumfeld der Patientinnen, wie z.B. Verhaltensexperimente (öffentliche Verkehrsmittel, Supermarkt, Restaurant etc.) und das Training sozialer Kompetenzen oder Exposition (PTBS, Zwänge, Ängste etc.). Weitere Beispiele für aufsuchende – wenn auch räumlich nicht genauer festgelegte – Arbeit sind Netzwerkgespräche mit Angehörigen oder anderen Helferinnen oder die Begleitung zu Terminen bei Behörden (z.B. Jugendamt, Jobcenter o.Ä.). Wenn Patientinnen einen Hausbesuch als Verstärkung und Motivation erleben, kann dieser gezielt zur Stärkung des Commitments genutzt werden. Auch vorher bei Erreichen eines Zieles vereinbarte beziehungsorientierte Verstärker in Form einer gemeinsamen Aktivität können diese Funktion haben. Dabei sollte darauf geachtet werden, dass die Wippe der therapeutischen Beziehung („Teeter-Totter") nicht aus der Balance gerät. Unter Berücksichtigung dieser Balance kann aufsuchende Arbeit auch der Wiederherstellung des Kontakts dienen, wenn telefonische oder schriftliche Versuche nicht erfolgreich waren, aber davon auszugehen ist, dass eine Weiterbehandlung notwendig und gewünscht ist. Bei derartigen nicht abgesprochenen Hausbesuchen besteht natürlich das Risiko, dass die Patientin entweder nicht angetroffen wird oder den Kontakt nicht zulässt und sich weiter distanziert. Dies gilt auch für Hausbesuche zur Abwendung erwarteter Gefahren und negativer Konsequenzen. Allerdings sollte bei Hinweisen auf akute Selbst- oder Fremdgefährdung im Zuge des üblichen Notfallvorgehens die Polizei eingeschaltet werden.

> **Aufsuchende Arbeit**
> - Vorab Indikation und Ziel klären sowie prüfen, ob die aufsuchende Arbeit sinnvoll und adhärent zum Behandlungsplan ist
> - Wenn möglich, inhaltlich und strukturelle Vorbesprechung und gemeinsamen Auftrag erarbeiten
> - Konkrete Planung umfasst folgende Punkte: Ort und Zeit, teilnehmende Personen (Patientin, Angehörige? Personen aus dem Netzwerk der Patientin? Andere Helferinnen?)
> - Durchführung des Hausbesuches grundsätzlich von zwei Mitarbeiterinnen
> - Nachreflexion und Evaluation

4.11 Sozialpädagogische Unterstützung

Da die BPS ihren Beginn bereits in der Adoleszenz hat, sind oft auch die Entwicklungsaufgaben dieser Lebensphase negativ beeinflusst. So ist der Einstieg in ein Berufsleben häufig erschwert, viele Betroffene sind von fremder Hilfe abhängig, manchmal erscheint ein selbstständiges Leben unmöglich (Tilly & Grefenberg, 2015). Die vielfältige Symptomatik der Borderline-Störung zieht fast unweigerlich soziale Probleme nach sich. Die emotionale Instabilität führt oft zu Schwierigkeiten, sich selbst und den eigenen Alltag zu strukturieren. Auch fehlen dadurch häufig das Durchhaltevermögen und die Frustrationstoleranz, um bei komplexeren Themen wie Schuldentilgung hinreichend lange am Ball zu bleiben. Interaktionelle Probleme und heftige Wut können zu Konflikten mit Vorgesetzten, Kolleginnen oder Behördenmitarbeiterinnen führen. Soziale Ängste verhindern, dass die Post geöffnet, Briefe beantwortet und Behördengänge eigenständig wahrgenommen werden. Diese Beispiele zeigen die Vielfalt potenzieller sozialpädagogischer Arbeitsbereiche auf, welche sich von Wohnungsthemen über Fragen der sozialpsychiatrischen und rechtlichen Betreuung bis zu Behördengängen, Ausbildung und Umschulung erstrecken. Hinzu kommen weitere Themenbereiche, wie Integrationsmaßnahmen und andere berufliche Fragen sowie finanzielle Probleme, Schulden- und Rechtsberatung.

Das Konzept bezieht die Sozialpädagoginnen früh ein, ihre Arbeit hat einen hohen Stellenwert, da die hier bearbeiteten Themen die Lebensgrundlagen der Patientin betreffen. Wenn diese nicht gesichert ist, kann kaum therapeutisch gearbeitet werden. Die Arbeit im multiprofessionellen Team ermöglicht es, dass sozialpädagogische Themen aus der Einzeltherapie ausgelagert und parallel bei den Sozialpädagoginnen bearbeitet werden können. Diese führen zu Beginn der Therapieeingangsphase mit jeder Patientin eine Sozialanamnese durch und erfragen die wichtigsten Informationen aus den Bereichen Finanzen, Arbeit und Ausbildung, Grad der Behinderung, Wohnsituation, Freizeitgestaltung, Betreuung und Beratungsstellen. Anschließend beurteilen sie die Dringlichkeit des Unterstützungsbedarfes (akut, mittel oder langfristig). Bei drängenden Themen wie einem ungeklärten Krankenversicherungsstatus, drohender Mittellosigkeit oder ungeklärter Wohnsituation werden sofort weitere Termine vereinbart. Bei mittel- oder langfristigem Beratungsbedarf werden weitere Termine erst nach Einschluss in die Behandlung und entsprechend der DBT-Therapieziele vereinbart. Diese Differenzierung ist wichtig, um die Commitmentphase nicht unnötig zu stören und die Verantwortungsübernahme der Patientin für ihr Anliegen zu fördern. So ist die Patientin dazu angehalten, ihre Bezugstherapeutin zwar über ihre sozialpädagogischen Themen zu informieren, für deren Bearbeitung jedoch eigenständig Termine bei den Sozialpädagoginnen zu vereinbaren. Dies kann z. B. die Vorbereitung und Begleitung bei einer beruflichen Rehabilitation sein. Die Sozialpädagoginnen können als Lotsen im Dschungel von Behörden und Beratungsstellen dienen und haben die Möglichkeit, die Patientin zu wichtigen Terminen zu begleiten und Netzwerkgespräche zu führen. Dies kann dazu beitragen, dass die Patientin diese Termine überhaupt wahrnimmt, ihre Anliegen und Probleme klarer kommuniziert und den Kontakt nicht aufgrund sozialer Ängste oder zwischenmenschlicher Konflikte wieder abbricht. Ziel ist dabei immer auch, dass die Patientin nach und nach lernt, wie sie die anfallenden Aufgaben des täglichen Lebens alleine bewältigen kann. Zusätzlich zu den Sozialpädagoginnen des Kernteams hält die Klinik spezialisierte Beratungsangebote zu Themen wie berufliche Orientierung, Schulden oder Recht vor.

> **Fallbeispiel: Sozialanamnese von Frau Sample zu Beginn der Behandlung**
>
> Beratungsbedarf (akut/mittel-/langfristig):
> Akut: arbeitslos melden, um ALG I nach der krankheitsbedingten Arbeitsunfähigkeit zu erhalten
> Mittelfristig: längerfristige Wohnperspektive (z. B. betreute WG)
> Langfristig: berufliche Perspektive
>
> Finanzen (Einkommen/Schulden):
> im Krankengeldbezug; keine Schulden
>
> Arbeit/berufliche Perspektiven:
> Ausbildung/Beruf: Ausbildungsplatz zur Tierpflegerin aufgrund von hohen Fehlzeiten und Konflikten mit einem Chef verloren; Ausbildungen Sozialassistenz und im Einzelhandel abgebrochen
> Höchster Bildungsabschluss: Realschulabschluss

Soziale Situation:

Grad der Behinderung (GdB): nicht beantragt, könnte geprüft werden

Wohnsituation: instabil, kein eigener Wohnraum, lebt beim Partner in dessen WG-Zimmer

Freizeitgestaltung: aktuell keine Hobbys, früher gerne Zumba und Zeichnen

Ambulante Anbindung:

Hausärztin: vorhanden; Frau Dr. Mustermann

Psychiaterin: nicht vorhanden; Betreuung durch die IV-Ärztin möglich

rechtliche Betreuerin: nicht vorhanden

ambulante Betreuerin: nicht vorhanden, sollte geplant werden

Beratungsstellen: keine

Fallbeispiel: Sozialpädagogische Unterstützung

Wie bereits in der Sozialanamnese zu Behandlungsbeginn deutlich wird, sind die drängendsten sozialen Themen die Arbeitslosigkeit und die Wohnsituation als „Gast" in der WG des bisherigen Partners. Frau Sample meldet sich eigenständig arbeitslos, sodass sie nach Ende ihrer Krankschreibung nicht mittellos ist. Aufgrund der prekären Wohnsituation beginnt Frau Sample mit Unterstützung der Sozialpädagogin des IV-Kernteams frühzeitig nach einer eigenen Wohnung zu suchen. Gemeinsam wird eine betreute WG besichtigt, in die sich Frau Sample vorstellen kann einzuziehen. Sie lässt sich dort auf die Warteliste setzen. Mit einer Wartezeit von vier Wochen nach einer stationären Krisenintervention kann der Einzug stattfinden. Um einen guten Start zu gewährleisten, wird die neue Betreuerin aus der WG zu einem Netzwerkgespräch mit Frau Sample, der Bezugstherapeutin und der Sozialpädagogin eingeladen. In der WG gestaltet sich der Kontakt mit Mitbewohnerinnen und Betreuerinnen zunächst schwierig, insgesamt profitiert Frau Sample jedoch sehr vom Umzug. Sie hat erstmals seit langem wieder ein eigenes Zimmer, was zu einer verbesserten Alltagsstabilität beiträgt. Nach und nach wird auch die dortige Betreuerin zu einer wichtigen Bezugsperson, die mit dem IV-Team in engem Austausch steht und mit deren Hilfe Frau Sample viele Alltagsfragen regelt. Die Sozialpädagogin der IV kann sich dadurch schrittweise zurücknehmen. Während Frau Sample in der Einzel- und Gruppentherapie unter anderem an ihren interaktionellen Problemen und Gefühlen arbeitet, versucht sie gemeinsam mit der Sozialpädagogin eine Ausbildungs- und Berufsperspektive zu entwickeln. Sie kann sich zunächst nicht vorstellen, wieder in den alten Ausbildungsberuf zurückzukehren und hat auch sonst keine Idee, wohin sie beruflich gehen möchte. Beim Jobcenter bekommt sie auf Anfrage der IV eine Fallmanagerin für Arbeitssuchende mit „Vermittlungshindernissen" zur Seite gestellt. Mithilfe der Sozialpädagogin erarbeitet sie ein persönliches Berufsprofil mit Stärken, Schwächen und Neigungen. Schließlich lassen sich einige vielversprechende Ausbildungsgänge eingrenzen. Der Bewerbungsprozess wird begleitet und im Folgejahr kann sie eine Ausbildung in einer Zoohandlung beginnen.

4.12 Angehörigenarbeit

Die Arbeit mit den Angehörigen von Borderline-Betroffenen kann extrem wichtig für den Behandlungserfolg sein, sie ist aber auch oft sehr herausfordernd und manchmal unmöglich. Daher muss die Einbeziehung von Angehörigen grundsätzlich im Einzelfall betrachtet und entschieden werden. Im Störungsmodell der BPS finden sich als häufige Risikofaktoren invalidierende und missbräuchliche Beziehungen in den Herkunftsfamilien der Betroffenen. Dies hat lange Zeit zu einer pauschal ablehnenden Haltung gegenüber Angehörigen geführt. Allerdings führt eine solche Haltung kaum zu einer Verbesserung der oft konflikthaften, verstrickten und ambivalenten Beziehungen. Die Betroffenen leiden häufig unter der Qualität dieser Beziehungen und sind dringend auf eine Veränderung angewiesen, um auf ihrem „neuen Weg" voranzukommen. Zugleich leiden auch die Angehörigen unter der Störung der Betroffenen, denn eine psychische Erkrankung kann das soziale Umfeld, aufgrund des veränderten Verhaltens und Wesens des Betroffenen, erheblich stören. Die andauernde Sorge um ein Kind, einen Partner oder Elternteil, der immer wieder suizidal wird, ist eine schwere Belastung. Angehörige lassen sich demnach als Mitbetroffene verstehen (Armbrust & Link, 2015). Die Grundhaltung bei der konkreten Arbeit mit Angehörigen ist, diese immer dann einzubeziehen, wenn sie nicht nur Mitbetroffene, sondern vor allem Teil einer Lösung sein können. Aus der DBT heraus sind verschiedene Ansätze zur Arbeit mit Angehörigen entwickelt worden: das „Family Skills Module" der *DBT-F* für Familien (Fruzzetti, Santisteban & Hoffmann, 2007) und für Paare (Fruzzetti & Fantozzi, 2008) sowie die *DBT-A*, welche die Standart-DBT für die Arbeit mit Adoleszenten adaptiert und ebenfalls eine stärkere Familienorientierung beinhaltet (Fleischhaker, Sixt & Schulz, 2010). Zudem kann der Besuch einer Angehörigengruppe sinnvoll sein. Angehörige können hier Unterstützung im Umgang mit Gefühlen wie Hilflosigkeit, Angst oder Schuld, erhalten (Berthold-Losleben, Wohlhüter & Schneider, 2017). Sowohl für Angehörige als auch für Betroffene und ebenso für Behandlerinnen kann die Teilnahme an einem Borderline-Trialog neue Perspektiven eröffnen (Armbrust & Link, 2015; vgl. Kapitel 3.2.3). Trialoge sind moderierte, offene Gesprächsgruppen, in denen sich Betroffene, Angehörige und Profis auf Augenhöhe über Aspekte der Borderline-Störung austauschen. Dieses „miteinander reden und voneinander lernen" hat oft erstaunliche Effekte. Gerade wenn die direkte Kommunikation mit den eigenen Angehörigen schwierig und konflikthaft ist, bieten Trialoge die Möglichkeit, mit anderen Angehörigen ins Gespräch zu kommen, deren Perspektive zu verstehen und über diesen Umweg auch einen besseren Umgang mit den eigenen Angehörigen zu finden (Armbrust & Link, 2015). Darüber hinaus kann auf Ansätze der systemischen Therapie zurückgegriffen werden (Reich & Cierpka, 2011; Schweitzer & von Schlippe, 2015), die eine große Expertise in der Arbeit mit Mehrpersonensettings bietet. Als Besonderheit seien noch DBT-basierte Müttergruppen erwähnt, die auf eine Verbesserung der Erziehungsfähigkeit von Borderline-Betroffenen Müttern abzielen (Buck-Horstkotte, Renneberg & Rosenbach, 2015). Bei Problemen in der Erziehung sollte außerdem die Notwendigkeit weiterer Hilfen für Kind und Eltern geprüft werden.

Das Konzept der IV-Borderline greift bezüglich der Angehörigenarbeit auf bestehende Strukturen, wie Angehörigengruppen oder Trialoge zurück, ermöglicht aber auch ein individuelles Setting. Den Patientinnen wird die Möglichkeit gegeben, Angehörige oder wichtige Bezugspersonen in den therapeutischen Prozess mit einzubeziehen. Grundsätzlich ist das informierte Einverständnis der Patientin für jede Form der Angehörigenarbeit notwendig. Vorab ist zu klären, aus welchem Anlass und zu welchem Zweck ein Angehörigengespräch stattfindet. Meist geht es dabei um eine Veränderung der Beziehung. Es sollte transparent sein, wer ein solches Gespräch möchte (Patientin, Angehörige, Therapeutin) und wer eingeladen wird. Dies sind in der Regel alle, die ein Anliegen an das Gespräch haben und potenziell zu einer Lösung beitragen können (vgl. Kasten).

Bei einem psychoedukativen Gespräch klärt die Patientin mit Unterstützung der Therapeutin ihre Angehörigen über die Diagnosen, Entstehungsbedingungen und das therapeutische Vorgehen auf. Das Verständnis der Patientin „für die eigene Erkrankung ist die Grundvoraussetzung für den selbstverantwortlichen Umgang mit dieser und für eine erfolgreiche Bewältigung" (Berthold-Losleben et al., 2017). Die Aufklärung der Angehörigen durch die Patientin reduziert somit die Möglichkeit, dass sich Patientin und Angehörige im Umgang miteinander symptomfördernd verhalten können. Ein weiterer Schwerpunkt kann auf den Umgang im Alltag und integrative Maßnahmen gelegt werden. Häufig ist es sinnvoll, Vereinbarungen zwischen der Patientin und ihre Angehörigen, die den therapeutischen Prozess fördern sollen, schriftlich im Sinne einer Vereinbarung festzuhalten. Angehörigengespräche sollten im Beisein der Patientin stattfinden. Außerdem ist es hilfreich, wenn auch Angehörige eine emotionale Entlastung erfahren können. Grundsätzlich gibt es keine äußeren Begrenzungen für die Arbeit mit Angehörigen. In der Praxis werden diese zu einzelnen Gesprächen, manchmal auch zu einer Reihe von mehreren Gesprächen einbezogen. Der Patientin wird vorher erklärt, dass im Angehörigengespräch eine „allparteiliche" Haltung durch die Therapeutin eingenommen wird, das heißt, dass für alle Anwesenden gleichermaßen gearbeitet und niemand bevorzugt wird, auch die Patientin nicht. Dies muss vorher angekündigt und erklärt werden, um potenziellen Enttäuschungen vorzubeugen. Eine Alternative ist das Arbeiten im therapeutischen Zweierteam. Dann kann die

Einzeltherapeutin mehr in der gewohnten Rolle bleiben, während die zweite Therapeutin stärker den allparteilichen Part übernimmt und das Gespräch strukturiert.

> **Leitfaden für Angehörigengespräche**
>
> 1. *Haltung:*
>   - Angehörige als Teil der Lösung nicht als Teil des Problems
>   - Allparteilichkeit im Gespräch (vorher der Patientin ankündigen!)
>   - Wenn möglich: im Zweierteam arbeiten, Einzeltherapeutin kann stärker an der Seite der Patientin bleiben, zweite Therapeutin ist „allparteilich" und strukturiert das Gespräch
> 2. *Anlass:*
>   - Wer möchte das Gespräch? (Patientin, Angehörige, Therapeutin)
>   - Wer soll eingeladen werden?
>   - Zu welchem Zweck?
> 3. *Verlauf:*
>   - Zunächst Klärung der Anliegen: Wer hat ein Anliegen? Wer ist bereit, an dem Anliegen anderer mitzuarbeiten?
>   - Auftragsformulierung für ein oder mehrere Gespräche
>   - Bearbeiten des Auftrags
>   - Je nach Auftrag, Arbeit mit Family-Skills- und Mittelweg-Modulen

Im Gespräch werden dann zunächst die Anliegen aller Beteiligten geklärt und gegebenenfalls die Bereitschaft an dem Anliegen anderer mitzuarbeiten. Anschließend wird ein Auftrag für ein oder mehrere Gespräche formuliert werden, der in der Folge bearbeitet wird.

Ein weiterer wichtiger Inhalt eines Angehörigengesprächs kann der Umgang mit Krisen und Krisenbewältigung sein. Hierbei sollte unbedingt thematisiert werden, wann die Situation die Möglichkeiten des Umfelds überschreitet und dass die Patientin Verantwortung für sich und ihr Verhalten übernehmen muss.

Angehörigengespräche werden zum Teil auch für Fremdanamnesen im differenzialdiagnostischen Prozess genutzt. Darüber hinaus begegnen uns in der Angehörigenarbeit unterschiedlichste Themen aus Paar- und anderen zwischenmenschlichen Beziehungen.

4.13 Psychopharmakotherapie

Nach wie vor gibt es kein zur Behandlung der BPS zugelassenes Medikament. Eine störungsspezifische Psychotherapie stellt nach wie vor die Behandlung der Wahl dar (Bohus & Schmahl, 2006; Renneberg et al., 2010; Starcevic & Janca, 2018). Dennoch kann eine Medikation zur Behandlung von Komorbiditäten gerechtfertigt sein und auch die medikamentöse Behandlung bestimmter Symptome der BPS ist möglich, sollte jedoch klare Ziele verfolgen und zeitlich begrenzt sein (Lieb & Stoffers, 2014). Trizyklische Antidepressiva, konventionelle Antipsychotika und Benzodiazepine werden aufgrund der Studienlage und bestimmter Gefahren, wie Intoxikationen bei Überdosierung oder Spätdyskinesien, als nicht empfehlenswert eingestuft. Auch atypische Antipsychotika, Stimmungsstabilisierer und Selektive Serotonin-Wiederaufnahmehemmer (SSRI) sind zur Behandlung von bestimmten Symptomen der BPS aufgrund der zum Teil wenigen vorliegenden randomisierten kontrollierten Studien (RCTs), der schwankenden Effekte oder der Nebenwirkungen, nur bedingt empfehlenswert (Lieb & Stoffers, 2014). Die Leitlinie des „National Institute for Clinical Excellence" (National Collaborating Centre for Mental Health [UK], 2009) spricht sich klar gegen die medikamentöse Behandlung von BPS aus, mit Ausnahme der Behandlung von komorbiden Störungen. Starcevic und Janca (2018) merken kritisch an, dass vielen Borderline-Patientinnen Medikamente verschrieben würden, obwohl es sich um einen „off-label-use" handle und die Evidenz ihrer Wirksamkeit gering sei. So würden mindestens 90 % der Borderline-Patientinnen Psychopharmaka einnehmen und 67 bis 84 % davon mindestens zwei Medikamente zur gleichen Zeit. Häufig liege also eine „Polypharmazie" vor, wobei vorrangig Antidepressiva, Antipsychotika, Stimmungsstabilisierer oder Benzodiazepine zum Einsatz kämen. Klinikerinnen wird empfohlen, flexibel und bedacht mit dem Einsatz von Medikamenten bei BPS umzugehen. So sollten Medikamente nur eingesetzt werden, wenn sie wirklich notwendig sind, um ihre Vorteile zu maximieren und ihre Nachteile zu minimieren (Starcevic & Janca, 2018).

Die IV-Borderline hat einen eindeutig psychotherapeutischen Behandlungsschwerpunkt. Sollte eine Medikation notwendig werden, so kann diese durch externe Psychiaterinnen oder durch die Psychiaterin des IV-Kernteams erfolgen. Alle vier Wochen findet eine medizinische Visite im Team statt, in welcher die aktuelle Medikation der Patientin diskutiert wird. Außerdem können medizinisch-ärztliche Anliegen im wöchentlichen Consultation Team Raum bekommen. Bei einer Kooperation mit niedergelassenen Psychiaterinnen findet eine regelmäßige Rücksprache statt (vgl. Kapitel 3.2.3). Des Weiteren erfolgt bei der Einnahme einer Bedarfsmedikation die Dokumentation durch die Patientin im Wochenprotokoll.

Fallbeispiel: Psychopharmakologische Behandlung

Die Überdosierung, die zur Aufnahme führte, erfolgte mit Medikamenten, die Frau Sample von ihrer Hausärztin verordnet bekommen hatte. Es handelte sich um ein Antidepressivum und ein Benzodiazepin. Da vorerst keine niedergelassene Psychiaterin verfügbar ist, wird nach Rücksprache mit der

Hausärztin beschlossen, dass die Psychopharmakotherapie bis auf weiteres durch die Psychiaterin des IV-Kernteams erfolgen solle. Diese reflektiert mit Frau Sample zunächst ihren bisherigen Umgang mit Medikamenten. Frau Sample habe von dem Antidepressivum profitiert. In Spannungssituationen habe sie unregelmäßig Benzodiazepine als Bedarfsmedikament eingenommen und zeitweise die Kontrolle über die Dosierung verloren. Frau Sample wird noch einmal ausführlich über das Suchtpotenzial und die Risiken von Überdosierungen aufgeklärt. Das Benzodiazepin wird abgesetzt und als Bedarfsmedikation durch ein niedrigpotentes Neuroleptikum ersetzt. Auch mit der Hausärztin wird besprochen, dass Frau Sample keine Benzodiazepine mehr bekommen solle. Nach Erarbeitung und Training der Stresstoleranz-Skills greift die Patientin im Verlauf immer seltener auf die neuroleptische Bedarfsmedikation zurück, sodass diese schließlich abgesetzt wird. Das Antidepressivum nimmt sie weiter ein, bis es nach etwa eineinhalb Jahren ebenfalls langsam ausgeschlichen werden kann (zum Umgang mit dem Substanzmissbrauch siehe Kapitel 4.14.2).

4.14 Komorbide Störungen

Dieses Kapitel stellt den wissenschaftlichen Kenntnisstand zu den wichtigsten Komorbiditäten dar (vgl. Abbildung 19). In kurzen Einschüben zum Fallbeispiel wird das therapeutische Vorgehen exemplarisch dargestellt.

Die komorbiden Störungen einer Patientin werden in deren individuellem Störungsmodell abgebildet und mit entsprechenden störungsspezifischen Interventionen behandelt. Dabei werden die Komorbiditäten entsprechend der DBT-Hierarchie in der Behandlungsplanung berücksichtigt und z. B. als Problemverhalten im Wochenprotokoll notiert. In den Bereichen, in denen bereits DBT-spezifische Verfahren vorhanden sind, wie z. B. bei Essstörungen oder Sucht, wird vorwiegend auf diese Verfahren zurückgegriffen, da sie mit dem Konzept der IV-Borderline kompatibel sind. In anderen Bereichen, z. B. bei Depressionen oder Angststörungen, muss dagegen auf andere evidenzbasierte Ansätze zurückgegriffen werden. Wenn eine komorbide Störung so stark ausgeprägt ist, dass sie im Vordergrund der Problematik und des Behandlungsbedarfes steht (z. B. Anorexie mit extremem Untergewicht oder ausgeprägte Suchtstrukturen) kann dies auch eine Kontraindikation für die Behandlung in der IV-Borderline sein. In solchen Fällen sollte zunächst eine störungsspezifische Behandlung dieser Symptomatik erfolgen.

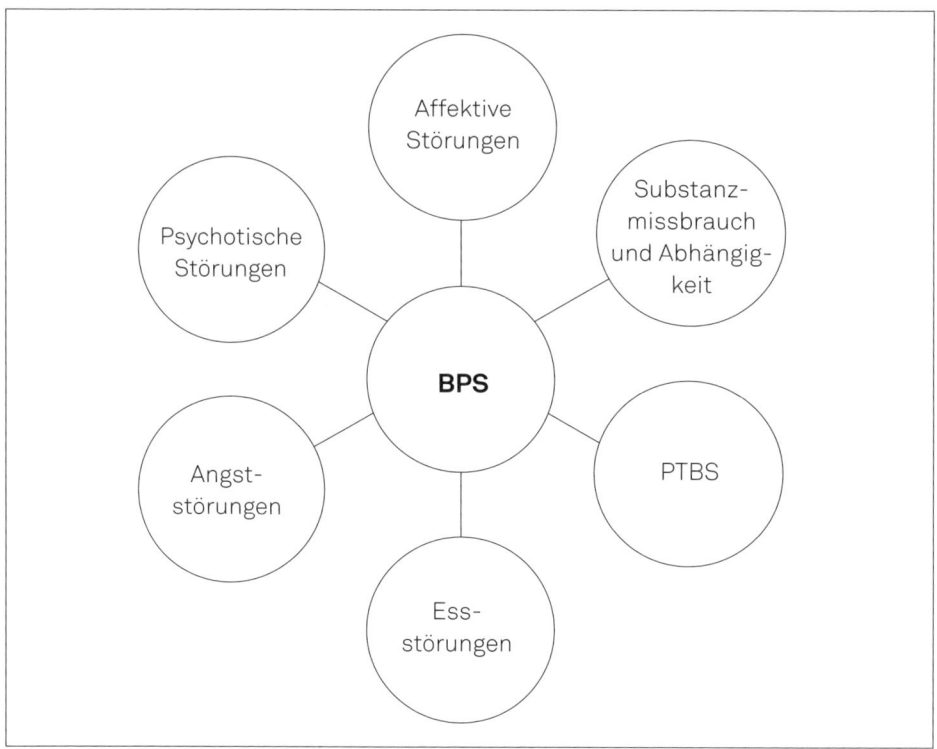

Abbildung 19: Komorbide psychiatrische Störungen der BPS

4.14.1 Affektive Störungen

Die emotionale Instabilität und das Vorherrschen von negativen Affekten charakterisieren die BPS und führen häufig dazu, dass es schwierig ist, eine zusätzliche Major Depression von depressiven Symptomen als Teil der BPS abzugrenzen (Beatson & Rao, 2013). Eine präzise Differenzialdiagnostik ist dabei essenziell für die Behandlung, da beide Erkrankungen eine spezifische Therapie erfordern (Beatson & Rao, 2013). Während früher noch diskutiert wurde, ob die BPS eine Variante depressiver oder bipolarer Störungen darstelle (z. B. Akiskal, 2002), wird heute davon ausgegangen, dass die BPS keine Variante einer affektiven Störung ist und beide Störungen gemeinsam mit der BPS auftreten können (Bassett, 2012). Die Diagnosekriterien einer Major Depression seien für Patientinnen mit BPS dieselben, jedoch sei die Qualität der Depression bei BPS eine andere. Beatson und Rao (2013) geben diesbezüglich folgende Merkmale von Depressionen im Rahmen der BPS an: „Gefühle von Einsamkeit, Leere, Langeweile, Entfremdung und tiefer Traurigkeit; anklammernde Abhängigkeit und das Gefühl von Hoffnungslosigkeit in Bezug auf das Fehlen bedeutsamer Anderer; die Instabilität negativer

Affekte; das tiefe Gefühl innerer Verdorbenheit, begleitet von gnadenlosen Angriffen der eigenen Person; vermehrte Selbstmordgedanken und suizidales Verhalten; Seltenheit der melancholischen Symptome" (S. 25). Auch Köhling et al. (2015) sprechen von einem Unterschied in der Qualität der Depression bei BPS. Sie geben in ihrem Review vermehrten Ärger bzw. eine erhöhte Freudlosigkeit und eine höhere Selbstkritik als charakteristisch für eine Depression bei BPS an. Die Schwere der depressiven Symptomatik unterscheide sich jedoch nicht zwischen Betroffenen mit BPS und einer rein depressiven Symptomatik. Goodman et al. (2010) betonen schließlich, dass die BPS sich von der Major Depression nicht nur in ihrer Symptomatik, sondern auch in Bezug auf ihre Prognose und Erblichkeit sowie die involvierten Hirnregionen, neurohormonellen Indizes und die Schlafarchitektur unterscheide.

Besondere Aufmerksamkeit haben zudem die Auslöser depressiver Symptome bei der BPS erhalten. So stünden sie oft in Zusammenhang mit interpersonellem Stress oder zwischenmenschlichen Belastungen und würden sich häufig verbessern, wenn die Beziehung wiederhergestellt sei (Beatson & Rao, 2013). Da ihnen die Funktion zukomme, Gefühle auszudrücken, die Patientinnen nicht in der Lage seien auf eine adäquatere Weise zu zeigen, sprächen sie nicht auf eine antidepressive Behandlung an und benötigten die sorgsame Interpretation der zugrunde liegenden Gefühle, gefolgt von der Unterstützung der Patientin die Probleme in einer angemesseneren Art und Weise anzugehen (Beatson & Rao, 2013).

Gunderson et al. (2004) stellten fest, dass die BPS durch die Behandlung der Major Depression nicht remittiere, die Behandlung der BPS jedoch zu einer Verbesserung der Major Depression führe und dass Antidepressiva häufig nur einen bescheidenen Nutzen bei depressiven Störungen bringen würden, wenn diese gemeinsam mit einer BPS auftreten. Auch Yoshimatsu und Palmer (2014) gehen davon aus, dass die Depression bei BPS weniger gut auf biologische Behandlungen anspricht, was ihrer Meinung durch die Neurobiologie der BPS begründet sei. Auch sie teilen die Meinung, dass sich die depressive Symptomatik erst mit Remission der BPS verbessere. Beatson und Rao (2013) kommen zu dem Schluss, dass verschiedene Formen von Psychotherapie für BPS, inklusive der DBT, der MBT, der TFP, der Schematherapie und der supportiven Psychotherapie, in randomisierten kontrollierten Studien gezeigt hätten, dass sie positive Effekte auf depressive Symptome haben.

> **Fallbeispiel: Komorbidität Depression**
>
> Mit Blick auf die depressive Symptomatik von Frau Sample wird zunächst eine Tagesstruktur erarbeitet, an die sie sich auch in Zeiten der Arbeitslosigkeit und insbesondere in depressiven Phasen halten will. Hier wird besprochen, wann sie aufsteht, wie sie sich morgens mit Gymnastik aktiviert, wann sie isst und wann sie üblicherweise zu Bett geht. Schlaf, Essen und körperliche Aktivität werden im Wochenprotokoll berücksichtigt. Sie versucht, regelmäßig

Ausdauersport zu treiben. Darüber hinaus wird am Aufbau weiterer positiver Aktivitäten gearbeitet. Um z. B. wieder mehr zu ihrem Hobby Zeichnen zu kommen, belegt sie einen Kurs. Parallel geht es in der Therapie um die kognitive Umstrukturierung negativer Gedanken, um die Abschwächung sekundärer Emotionen und ein stärker an den primären Emotionen orientiertes, bedürfnisorientiertes Handeln. Mithilfe von Verhaltensanalysen werden die interaktionellen Auslöser depressiver Verstimmungen betrachtet und Strategien für einen angemesseneren Umgang damit entwickelt. Die antidepressive Medikation möchte sie vorerst behalten, da sie sich positiv auf Stimmung und Antrieb auswirke. Sie nimmt diese etwa eineinhalb Jahre ein, bevor sie ausgeschlichen werden kann.

4.14.2 Substanzmissbrauch und -abhängigkeit

Die BPS tritt häufig gemeinsam mit Substanzgebrauchsstörungen auf. Dabei zeigen sich ätiologische Zusammenhänge zwischen beiden Syndromen (Trull et al., 2018). So stellen emotionale Dysregulation und Impulsivität einen Risikofaktor für die Entwicklung von Substanzgebrauchsstörungen dar (Wolff et al., 2016). Umgekehrt erscheint es unwahrscheinlich, dass die BPS komorbiden Substanzgebrauchsstörungen zeitlich nachgeordnet auftritt (Trull et al., 2018). Während manche Autoren (Distel et al., 2012) den Einfluss gemeinsamer genetischer Faktoren bei beiden Syndromen vermuten, weisen andere darauf hin (Few et al., 2014), dass für mögliche genetische Einflüsse auch zugrunde liegende Persönlichkeitsmerkmale, wie Neurotizismus und affektive Instabilität von Bedeutung sind. Kienast et al. (2014) geben an, dass ca. 78 % der Erwachsenen mit BPS irgendwann in ihrem Leben eine Substanzabhängigkeit entwickeln. Diese Personen seien impulsiver und klinisch weniger stabil als Borderline-Patientinnen ohne Substanzabhängigkeit. Zudem würden sie in einem größeren Ausmaß suizidales Verhalten, Behandlungsabbrüche und kürzere Abstinenzphasen zeigen.

Für die Behandlung von BPS in Kombination mit Substanzgebrauchsstörungen wird die „Dialektisch-Behaviorale Therapie – Sucht" (DBT-S), die „Dynamic Deconstructive Psychotherapy" (DDP) und die „Dual-Fokus-Schematherapie" (DFST) empfohlen (Kienast et al., 2014). Alle drei Herangehensweisen gemein ist unter anderem die wertschätzende therapeutische Haltung, das separate Angebot von Skills-Training und Sozialtherapie sowie die gleichzeitige Behandlung beider Störungen (Kienast et al., 2014). Dabei sei es aktuell nicht möglich, Aussagen darüber zu treffen, ob eine Therapieform der anderen vorzuziehen sei, da Studien zu allen Ansätzen positive Entwicklungen bzgl. beider Symptomgruppen berichteten (Kienast et al., 2014; Pennay et al., 2011). Für die IV-Borderline ist aufgrund der konzeptuellen Anschlussfähigkeit die DBT-S die psychotherapeutische Methode der Wahl. Bezüglich der Psychopharmakotherapie berichten Gianoli et al.

(2012) in ihrer Übersicht zur Komorbidität von BPS und Alkoholabhängigkeit, dass Antikonvulsiva und atypische Antipsychotika das Alkoholcraving und die Konsummenge reduzieren könnten. Vermittelt wird dieser Effekt vermutlich über die Reduktion von Ärger und anderen starken Affekten bei Borderline-Patientinnen. Auch Medikamente zur pharmakologischen Rückfallprävention bei Patientinnen mit BPS und Alkoholabhängigkeit sollten angeboten werden (Kienast et al., 2014).

Fallbeispiel: Komorbidität Substanzmissbrauch

Der bisherige Substanzmissbrauch wird kritisch reflektiert. Frau Sample möchte diesen reduzieren, bleibt aber zunächst noch sehr vage. Über eine Pro-Contra-Liste und motivierende Gesprächsführung wird das Problembewusstsein gefördert und schließlich das Abstinenzziel als Teil ihres „neuen Weges" erarbeitet. Als Ergänzung des Therapievertrages wird ein Abstinenzvertrag geschlossen Sie nimmt sich vor, innerhalb von zwei Monaten durch Stimuluskontrolle und ein verbessertes Krisenmanagement Abstinenz zu erreichen. Frau Sample zeigt unterschiedliche Konsummuster bei Benzodiazepinen und Alkohol. Benzodiazepine nimmt sie nur unregelmäßig und in Abständen ein, sodass hier keine Entzugssymptomatik zu erwarten ist. Im Sinne eines klaren Kontingenzmanagements wird vereinbart, ab sofort für jeden Konsum eine Verhaltensanalyse zu schreiben und diese in der Einzeltherapie zu Beginn der Stunde zu besprechen, 24 Stunden nach erneutem Konsum soll keine Therapie stattfinden. Gleichzeitig wird festgehalten, wie sich Frau Sample für erreichte Abstinenzzeiten belohnen kann. Alkohol habe sie im letzten Jahr fast täglich konsumiert und diesen Konsum auch nach dem stationären Aufenthalt wieder aufgenommen. Hier wird daher vereinbart, dass sie den Alkoholkonsum schrittweise reduziert. Nur für den Fall, dass dies nicht gelingen sollte, wird ein stationärer Entzug geplant. Solange die Abstinenz noch nicht vollständig erreicht ist, führt Frau Sample ein Trinkprotokoll und schreibt Verhaltensanalysen, wenn sie mehr trinkt als der Therapievertrag vorgibt. Auf Basis der DBT-Sucht werden Anti-Craving-Skills vermittelt und eingeübt. Es werden gezielt Skills zur Regulation von Angst erarbeitet, die bei Frau Sample die vorwiegend anxiolytische Funktion der beiden Substanzen ersetzen sollen. Zudem wird ein Vorgehen vereinbart, um einem Rückzug und potenziellem Kontakt- oder Therapieabbruch bei Rückfällen vorzubeugen. Mithilfe des Konzeptes „erfolgreiches Scheitern" wird der Umgang mit der dann zu erwartenden Scham vorweg genommen. Frau Sample nimmt ergänzend an einer externen Sucht-Selbsthilfegruppe teil. Trotz einiger Rückfälle gelingt es ihr, den Konsum deutlich zu reduzieren und schließlich nicht nur auf Benzodiazepine, sondern auch auf Alkohol zu verzichten.

4.14.3 Posttraumatische Belastungsstörung

Schon seit langem wird diskutiert, inwieweit es sich bei der BPS um eine komplexe Traumafolgestörung handeln könne (Driessen et al., 2002). Unter anderem wurde dies mit der Häufigkeit früher Traumatisierungen bei BPS und mit Symptomüberschneidungen begründet (Lewis & Grenyer, 2009), sowie mit der hohen Zahl von Borderline-Betroffenen, die auch die Diagnose einer Posttraumatischen Belastungsstörung (PTBS) erfüllen. Je nach Setting betrifft dies zwischen 36 % und 80 % der Borderline-Patientinnen (Harned et al., 2008; Sack, Sachsse, Overkamp & Dulz, 2013; Zanarini et al., 1998). Andere Autoren sprachen sich dafür aus, dass ein Trauma, wie bei den meisten anderen psychischen Störungen auch bei der BPS lediglich einen Risikofaktor darstelle, unter anderem, da nicht alle Borderline-Betroffenen Traumatisierungen berichten (Schweiger, Sipos & Hohagen, 2005). Neu belebt wurde diese Debatte durch die Einführung der Komplexen PTBS (KPTBS) in der ICD-11. Dabei sprechen die aktuellen Befunde dafür, dass die BPS mit komorbider PTBS sich von der KPTBS abgrenzen lässt. So berichteten etwa Cloitre et al. (2014), die Symptomprofile von Personen mit PTBS, KPTBS und BPS untersuchten, dass Personen mit BPS sich vor allem hinsichtlich einer instabileren Beziehungsgestaltung, einer stärkeren Impulsivität sowie mehr selbstverletzenden und suizidalen Verhaltensweisen von Personen mit KPTBS unterschieden. Ähnliche Befunde berichteten Knefel et al. (2016). Zur Behandlung der PTBS bei BPS liegen mittlerweile einige Studien vor, wobei bislang lediglich in einer kleineren Studie ausschließlich Patientinnen mit dieser Komorbidität behandelt wurden (Harned, Korslund & Linehan, 2014). Hier ergaben sich Hinweise darauf, dass die als „DBT-PTBS" entwickelte Kombination aus DBT und Prolongierter Exposition (PE) zu einer stärkeren und stabileren Verbesserung der PTBS führt und dass die Probandinnen diese kombinierte Behandlung bevorzugen (Harned, Tkachuck & Youngberg, 2013). Bohus et al. (2013) untersuchten ein Behandlungsprogramm mit demselben Ansatz (DBT-PTBS) bei Patientinnen mit PTBS nach sexuellem Missbrauch im Kindesalter, wobei etwa die Hälfte der Patientinnen auch die Kriterien einer BPS erfüllten. Sie konnten zeigen, dass die DBT-PTSD auch bei schweren Komorbiditäten wie der BPS ein wirkungsvolles Verfahren zur Behandlung der PTBS darstellt. So hatte das Vorhandensein dieser Komorbidität keinen signifikanten Einfluss auf das Behandlungsergebnis. In der Behandlungsgruppe kam es im Vergleich zur Kontrollgruppe zu signifikanten Verbesserungen der PTBS-Symptome, des globalen Funktionsniveaus und der depressiven Symptomatik. Das Behandlungsprogramm wurde von den Autoren inzwischen weiterentwickelt und schließt neben PE-Elementen inzwischen auch Interventionen ein, die aus der „acceptance and commitment therapy" und der „compassion-focused therapy" abgeleitet sind (Bohus et al., 2019). Auch aus gesundheitsökonomischer Sicht ist eine störungsspezifische Behandlung sinnvoll. So konnten Priebe et al. (2017) zeigen, dass sich die psychiatrisch-psychotherapeutische Inanspruchnahme, bei Patientinnen mit PTBS nach sexuellem Missbrauch (mit z. T. komorbider BPS), nach einer stationären Behandlung mit DBT-PTSD deutlich reduzierte. Ein weiteres Behandlungsprogramm, das positive Effekte bei Patientinnen und Patienten aus dem Spektrum KPTBS/BPS mit komorbider PTBS zeigt, ist das „Skills Training zur Affektiven und Interpersonellen Regulation/Narrative Therapy" (STAIR NT; Cloitre, Cohen & Koenen, 2014; Schäfer, Borowski & Cloitre, 2019). In diesem Programm kommen zunächst Skills zur Emotionsregulation und Interventionen zur Modifikation dysfunktionaler interpersonaler Schemata zum Einsatz („STAIR-Modul"), bevor traumatische Erinnerungen mittels eines Ansatzes, der ebenfalls von der PE abgeleitet ist, bearbeitet werden („NT-Modul"). Zur Effektivität des Behandlungsprogrammes liegen Untersuchungen bei unterschiedlichen Patientinnengruppen vor. Unter anderem wurden zwei Studien bei erwachsenen Patientinnen mit Gewalterfahrungen in der Kindheit durchgeführt (Cloitre et al., 2002, 2010), die die Effektivität in Bezug auf eine Reduktion der PTBS-Symptomatik und eine Verbesserung des emotionalen und sozialen Funktionsniveaus bei den Teilnehmern zeigten.

Fallbeispiel: Komorbidität Posttraumatische Belastungsstörung

Frau Sample leidet immer wieder unter posttraumatischen Symptomen, vor allem unter Flashbacks und Dissoziationen. Hier werden zunächst psychoedukativ die Zusammenhänge zwischen traumatischen Erlebnissen und diesen Symptomen vermittelt. Sie werden im Wochenprotokoll beobachtet. Zunächst wird das Ziel verfolgt, mit diesen Symptomen besser umgehen und sich stabilisieren zu können. Hier kommen Techniken wie die Tresorübung aber auch Realitätsüberprüfung und äußere Achtsamkeit zum Einsatz. Ein weiterer wichtiger Aspekt ist die Arbeit an einer gesunden Beziehungsgestaltung ohne Gewalt. Frau Sample ist in Konflikten auch selbst oft aggressiv geworden, hat aber vor allem immer wieder Gewalt durch ihre Partner erfahren. Diese Konfliktsituationen und die dahinter liegenden Bedürfnisse werden analysiert. Es wird an einer besseren Regulation von Wut gearbeitet und an einem besseren Schutz vor Gewalt durch andere. Für eine Traumaexposition im ambulanten Kontext erscheint Frau Sample im ersten Jahr der Therapie noch zu instabil. Erst gegen Ende des zweiten Therapiejahres hat sie sich innerlich und äußerlich soweit stabilisiert, dass im Anschluss an eine Lebenslinie zu den Ressourcen und erlebten Belastungen die am stärksten beeinträchtigenden Traumata bearbeitet werden können.

4.14.4 Essstörungen

Sansone und Sansone (2010) berichten in ihrer Übersichtsarbeit, dass Persönlichkeitsstörungen oftmals komorbid mit Essstörungen auftreten, wobei die BPS am häufigsten mit einem impulsiven Essverhalten einhergehe. So gebe es eine hohe

Koinzidenz der BPS mit Anorexia Nervosa vom „Binge-Eating/Purging"-Typus und Bulimia Nervosa vom „Purging"-Typus (Klassifikation nach DSM-IV). Dies sei dadurch begründet, dass Persönlichkeitsstörungen den Essstörungen vorausgehen würden und sich somit die Charakteristika der Persönlichkeitsstörung in der Art der Essstörung widerspiegelten. Die emotionale Instabilität und die innere Leere könne durch „binging" (vollstopfende Maßnahmen) und „purging" (abführende Maßnahmen) bewältigt werden, wobei „binging" negative Emotionen lindere und „purging" Gefühle von Angst und/oder Ärger abbaue. Es sei demnach wahrscheinlich, dass Persönlichkeitsstörungen bis zu einem gewissen Grad einen Risikofaktor für die Entwicklung dieser spezifischen Essstörungen darstellen würden. Bereits in einer älteren Übersicht hoben Sansone und Sansone (2007) die Bedeutung von Kindheitstraumata für die kaskadenförmige Entwicklung von BPS und Essstörungen hervor. So würde das Vorhandensein eines Kindheitstraumas das Risiko eine BPS zu entwickeln erhöhen und das Vorhandensein einer BPS würde wiederum das Risiko für eine Essstörung erhöhen. Insbesondere, wenn eine traumabezogene Störung im Körperbild vorliege, das Individuum eine wahrgenommene oder authentische Gewichtsstörung habe und das familiäre oder soziale Umfeld das Schlankheitsideal und das Diätverhalten aufrechterhalte.

Weigel et al. (2019) zeigen in ihrer Studie, dass Essstörungspatientinnen mit einer komorbiden BPS und/oder Substanzstörung eine signifikant höhere Esspathologie aufweisen als solche ohne eine dieser Komorbiditäten.

Auch wenn die vorliegenden Daten für die klinische Bedeutung von Essstörungen bei BPS sprechen, gibt es bisher nur wenige gut evaluierte Behandlungsansätze für diese Komorbidität. Sipos et al. (2011) nennen zwei evidenzbasierte Methoden, die Kognitiv-Behaviorale Therapie für Essstörungen („cognitive behavioral therapy expanded", CBT-E) und die Dialektisch-Behaviorale Therapie für Essstörungen (DBT-E). In der DBT wird dabei die Störung der Emotionsregulation als Schlüsselproblem der BPS angesehen. Bei Essstörungen spiele genau dieses Problem ebenfalls eine wichtige Rolle, wodurch ihre Anwendung auch in diesem Störungsfeld nahe liege. Bei der DBT-E würden komorbide psychische Störungen explizit berücksichtigt, jedoch werde die Essstörung als Schlüsselproblem für die psychische Genesung betrachtet und daher vorrangig behandelt (Sipos et al., 2011).

In einer der wenigen existierenden Studien untersuchten Palmer et al. (2003) ein DBT-Programm für Menschen mit Essstörung und BPS, welches durch ein neues Skills-Modul für Essstörungen ergänzt wurde, das sich auf Probleme mit dem Gewicht und dem Essen bezog. Die meisten Patientinnen erfüllten im Follow-up nicht mehr das Vollbild einer Essstörung und zeigten auch kein selbstverletzendes Verhalten mehr. Chen et al. (2008) untersuchten ebenfalls ein adaptiertes DBT-Programm für Patientinnen mit einer Binge-Eating-Störung oder Bulimia Nervosa und BPS. Die Patientinnen zeigten am Ende der 6-monatigen DBT-Behandlung reduziertes selbstverletzendes, suizidales und „Binge-eating"-Verhalten und ein besseres soziales Funktionsniveau. Thompson-Brenner et al. (2016) schließlich untersuchten die „Enhanced Cognitive Behavior Therapy (CBT-E)" bei Menschen mit Bulimia Nervosa und BPS. Die CBT-E besteht dabei aus zwei Varianten, der CBT-Ef („focused") und der CBT-Eb („broad"). Zum Ende der Behandlung und bei einem 6-Monats-Follow-up fanden sich signifikante Veränderungen über alle Symptombereiche hinweg. Dabei schien die CBT-Ef effektiver für Patientinnen mit einer relativ geringen Schwere von BPS-Symptomen zu sein, während die CBT-Eb effektiver war für Patientinnen mit einer schwereren BPS-Symptomatik.

Fallbeispiel: Komorbidität Essstörung

Zum bulimischen Essverhalten findet zunächst Psychoedukation statt, die u. a. den Teufelskreis der Bulimie umfasst. Ein Ess- und Trinkprotokoll wird in das Wochenprotokoll eingebaut. Es wird eine regelmäßige Mahlzeitenstruktur angestrebt und ein Ernährungsplan erstellt. Mithilfe des ABC-Gesund wird am Aufbau einer gesunden Ernährung gearbeitet. Bei problematischem Essverhalten wird mit Verhaltensanalysen gearbeitet. Die therapeutische Arbeit ist in diesem Bereich sehr mühselig, da Frau Sample hier zunächst wenig Veränderungsbereitschaft zeigt. Dies ändert sich erst, nachdem sie vermehrt am Umgang mit Gefühlen gearbeitet hat. Nun spürt sie die Zusammenhänge zwischen negativen Gefühlen und problematischem Essverhalten deutlicher und beginnt dieses zu verändern. Körperakzeptanzübungen (z. B. Körper eincremen, Spiegelkonfrontation) sind zu diesem Zeitpunkt noch kaum möglich. Hier entsteht erst mehr Spielraum, nachdem traumatherapeutische Fortschritte erzielt werden konnten.

4.14.5 Psychotische Störungen

Etwa 20 bis 50 % der Borderline-Patientinnen berichten von psychotischen Symptomen (Schroeder, Fisher & Schäfer, 2013). Im Wesentlichen handelt es sich dabei um Wahrnehmungsveränderungen und paranoides Erleben, wobei kein Konsens über deren genaue Phänomenologie und Schwere besteht (Schroeder et al., 2013). Lange Zeit wurden psychotische Symptome als wichtiges Merkmal der BPS betrachtet und stellten mit flüchtigen, stressbedingten paranoiden Ideen eines der 9 Kriterien im DSM-IV dar (APA, 1998). Im Zusatzkapitel DSM-5 gehören paranoide Ideen jedoch nicht mehr zu den Kriterien der BPS (APA, 2013). Dabei stellt sich die Frage, ob das DSM-5 mit dem Ausschluss des Kriteriums eventuell zu kurz greift und ob eine Überarbeitung bzw. Präzisierung des Kriteriums den teilweise komplexen Syndromen bei BPS besser gerecht geworden wäre (Slotema et al., 2012).

Häufig wird zur Beschreibung der psychotischen Symptome der BPS der Begriff der Pseudo-Halluzinationen verwendet. Gängige Definitionen unterscheiden Pseudo-Halluzinationen von Halluzinationen dadurch, dass sie vom Individuum als solche erkannt werden und es sich in der Regel um innere Stimmen oder lebhafte Bilder handeln soll. Halluzinationen im Rahmen einer Schizophrenie oder anderen psychotischen Störung sollen sich hingegen typischerweise in akustischen verbalen Halluzinationen (AVH) äußern, die vom Individuum als von außen einwirkend erlebt werden (El-Mallakh & Walker, 2010). Allerdings zeigen neuere Studien, dass Halluzinationen bei BPS mit denen bei psychotischen Störungen vergleichbar sind, weshalb eine Differenzierung schwierig bleibt. Termini wie Pseudo-Halluzinationen werden bereits seit langem als irreführend angesehen, da sie keine empirische Fundierung besitzen (z. B. van der Zwaard & Polak, 2001). Auch Merrett et al. (2016) geben in ihrem Review einige Studien an, die darauf hinweisen, dass das Stimmenerleben bei BPS ähnlich ist wie bei Menschen mit Schizophrenie. Andere Studien legen Unterschiede im Stimmenerleben von Borderline-Betroffenen bzw. Schizophrenie nahe. Sie kamen zu dem Ergebnis, dass bei der BPS die Stimmen abwertender und selbstkritischer klingen und die Betroffenen den Stimmen mehr entgegenzusetzen hätten (Merrett et al., 2016). So sind weitere Studien notwendig, um eine eindeutige Abgrenzung von psychotischen Symptomen im Rahmen der BPS von einer komorbiden psychotischen Störung zu gewährleisten bzw. die Annahme des DSM-5 zu stützen und psychotische Symptome nicht mehr zu den Kriterien der BPS zu zählen.

Psychotische Symptome sind mit weiteren klinischen Charakteristika der BPS assoziiert. So bestehen Zusammenhänge zwischen der Anwesenheit von akustischen verbalen Halluzinationen (AVH) und häufigeren Suizidplänen bzw. -versuchen sowie häufigeren Krankenhausaufenthalten (Slotema, Blom, Niemantsverdriet & Sommer, 2018). Weiter sind psychotische Symptome mit einer höheren Prävalenz der posttraumatischen Belastungsstörung (PTBS) und emotionalem Missbrauch assoziiert (Slotema et al., 2018). Schroeder et al. (2018) konnten zeigen, dass die Anzahl der Suizidversuche bei Borderline-Patientinnen mit psychotischen Symptomen wie Wahnerleben, mit Wahrnehmungsveränderungen, mit der Schwere der PTBS-Symptomatik, der allgemeinen Ausprägung der BPS und mit Depressivität assoziiert war, wobei 25,8 % der Varianz bei der Vorhersage der Anzahl der Suizidversuche durch Wahnerleben und die Schwere der PTBS-Symptomatik erklärt wurde.

Zur klinischen Handhabung von psychotischen Symptomen bei BPS wird vorgeschlagen, dass therapeutische Interventionen auf Stress und akute emotionale Krisen abzielen sollten, da diese häufig mit ihnen in Verbindung stehen würden (Schroeder et al., 2013). Slotema et al. (2017) nehmen an, dass kognitive Verhaltenstherapie (KVT) zur Behandlung von AVH auch bei Borderline-Patientinnen förderlich ist, etwa zur Behandlung von negativen Grundannahmen, die diesen häufig zugrunde liegen. Schroeder et al. (2018) merken kritisch an, dass, obwohl bei mehr als einem Drittel der Borderline-Patientinnen fragliche psychotische

Symptome vorliegen, weder die Dialektisch-Behavoriale Therapie (DBT), noch die Mentalisierungsbasierte Therapie (MBT), die Schematherapie oder die übertragungsfokussierte Therapie auf diese Symptome explizit eingehen. Schließlich können auch Antipsychotika zur symptomatischen Behandlung indiziert sein. Slotema et al. (2018) schlussfolgern aufgrund der Studienlage, dass sowohl typische als auch atypische Antipsychotika einen positiven Effekt auf AVH bei Patientinnen mit BPS haben.

5 Fallbeispiel – Therapieverlauf im Überblick

Frau Sample ist bei Aufnahme in die IV-Borderline noch sehr in ihren Konflikten mit dem Partner und dem Arbeitgeber gefangen, ohne eine Idee, wie sie sich selbst verändern möchte. Im Verlauf der Therapieeingangsphase kann sie mehr und mehr auch die eigenen Anteile an ihrer Problematik sehen, einen aktiven Änderungswillen entwickeln und in der Teamvorstellung konkrete Ziele für die Behandlung benennen. Nach der Teamvorstellung wird wie üblich zunächst der Krisenplan (vgl. Kapitel 4.7) erarbeitet. Hohe Priorität hat parallel die Wohnungssuche (vgl. Kapitel 4.11). Zentrales therapeutisches Thema der ersten Therapiephase ist die Reduktion dysfunktionalen und der Aufbau funktionalen Verhaltens. Das Wochenprotokoll wird eingeführt (vgl. Kapitel 4.5.1) und an die individuelle Situation von Frau Sample angepasst. Kurz nach der Teamvorstellung beginnt sie ihre Teilnahme an der DBT-Einsteigergruppe und wechselt zur Vertiefung im Verlauf in die DBT-Standard-Gruppe. Hier erarbeitet sie funktionale Strategien im Umgang mit Krisen und schwierigen Emotionen, kann schrittweise mehr Selbstmitgefühl für sich und eine annehmendere Haltung entwickeln. Außerdem trainiert sie hier im Rahmen von Rollenspielen ihre sozialen Kompetenzen im Umgang mit anderen.

Etwa sechs Wochen nach der Teamvorstellung kommt es zur Trennung des Partners und einer schweren Krise mit akuter Suizidalität und einer kurzen stationären Krisenintervention (vgl. Kapitel 4.7). Im Ergebnis führt die Krise jedoch zu einer klareren Abgrenzung gegenüber dem nun Ex-Partner und auch gegenüber der Mutter sowie zu einer Verbesserung der Wohnsituation. Der Notfallkoffer und Krisenplan werden noch einmal überarbeitet und angepasst. Frau Sample versteht bei der Nachreflexion ihrer Krise den Zusammenhang zwischen ihren Verlustängsten und ihren dysfunktionalen Beziehungsmustern. Im nächsten Therapieabschnitt liegt der Fokus auf dem Umgang mit Gefühlen, insbesondere mit Verlustangst, Traurigkeit und Wut. Sie erlernt Skills zum Umgang mit akuten posttraumatischen Symptomen. Trotz einiger Rückfälle schafft sie es, abstinent von schädlichen Substanzen zu werden. Das Essverhalten verändert sie nur langsam (vgl. Kapitel 4.14).

Im Laufe dieses ersten Jahres kann sich Frau Sample deutlich stabilisieren. Gleichzeitig kommt es zu weiteren Krisen. Zunächst verliebt sie sich und geht eine kurzzeitige Beziehung ein. Sie versucht sich in der Beziehung stärker abzugrenzen als in früheren und ist gleichzeitig wieder mit Verlustängsten und mit ihren alten Beziehungsmustern konfrontiert. Die Beziehung endet nach kurzer Zeit – nicht zuletzt aufgrund ihrer Ambivalenz. Das Ende der Beziehung ist für sie schwer erträglich, gleichzeitig hat sie mittlerweile mehr Möglichkeiten, mit dieser Situation umzugehen, sodass kein neuerlicher stationärer Krisenaufenthalt nötig wird. In dieser Zeit geht es in der Einzeltherapie vorwiegend um Verlustangst, Beziehungsmuster und die entsprechende Affektregulation.

Etwas später tritt Frau Sample eine neue Ausbildung in einer Zoohandlung an. Die Arbeit nimmt sie stark in Anspruch, macht ihr aber auch Spaß. Das Commitment für die Therapie tritt in dieser Phase so weit in den Hintergrund, dass sie vorerst keine wöchentliche Einzeltherapie mehr machen möchte. Es wird mit ihr kritisch reflektiert, dass dies auch ein Vermeidungsverhalten sein könnte und sie ihre Therapieziele bislang nur teilweise erreicht habe. Da sie bei ihrer Haltung bleibt, wird vereinbart, die Behandlung bis auf weiteres im Status IV-Basis weiterzuführen. Etwa drei Monate später eskaliert ein schwelender Konflikt mit einer Kollegin in der Zoohandlung. In diesem Konflikt bittet Frau Sample um mehr Unterstützung und eine Intensivierung bzw. Wiederaufnahme der Psychotherapie. Das Team macht eine Rückführung in den Status IV-Therapie davon abhängig, ob sie mit diesem Wunsch ein Veränderungsziel verbindet und bittet die Patientin, ihre Motivation in einem Motivationsschreiben zu formulieren und dem Team vorzutragen. Sie beschreibt sehr klar, dass sie in dem aktuellen Konflikt eine ihr bekannte Dynamik und eigene Problembereiche wiedererkenne, an denen sie arbeiten wolle. Sie wolle lernen, konstruktiver damit umzugehen und brauche hierfür weiter Einzeltherapie. Mit der Zielstellung eines konstruktiven Umgangs mit interaktionellen Konflikten entscheidet sich das Team, sie wieder in den Status IV-Therapie aufzunehmen. Es gelingt ihr in der nächsten Zeit, ihre Wut besser zu regulieren und den Konflikt am Ausbildungsplatz zu bewältigen. Mittlerweile hat sie auch die Skills-Gruppen erfolgreich absolviert.

Nach zwei Jahren in der IV wird Frau Sample erneut ins Team zu einem Bilanzgespräch eingeladen. Sie kann nun Anspannung und Affekte deutlich besser regulieren und geht erheblich achtsamer mit sich um als zu Beginn. Sie lebt weitgehend abstinent und ernährt sich regelmäßiger und gesünder. Essanfälle sind sehr selten geworden und selbstinduziertes Erbrechen gibt es gar nicht mehr. Mit Flashbacks und Intrusionen kann sie inzwischen besser umgehen, fühlt sich aber durch diese Symptome noch stark belastet. Daher wird nach Prüfung der Voraussetzungen vereinbart, dass in der Einzeltherapie eine Traumaexposition durchgeführt werden soll. In diesem Rahmen finden zeitweise zwei Einzelsitzungen in der Woche statt. Dieser therapeutische Schritt ist noch einmal belastend und herausfordernd, führt aber schließlich zu einer deutlichen Reduktion der PTBS-Symptome.

Nach drei Jahren möchte Frau Sample weiterhin in der IV behandelt werden, hat aber über das Erreichte hinaus keine konkreten Veränderungsziele mehr. Gemeinsam werden die erreichten Fortschritte gewürdigt. Für eine erfolgreiche Rückfallprophylaxe wird eine fortbestehende, jedoch deutlich weitmaschigere Behandlung für sinnvoll und notwendig erachtet. Es wird sich für einen erneuten Wechsel in den Behandlungsstrang IV-Basis entschieden. Mit Ausnahme von zwei kleineren Krisensituationen, in denen sie engmaschigere Termine bekommt, wird sie in den folgenden zwei Jahren nur noch monatlich gesehen. Nach vier Jahren sind sich Frau Sample und das Team sicher, dass die Behandlung beendet werden kann.

Literatur

Akiskal, H. S. (2002). The bipolar spectrum – the shaping of a new paradigm in psychiatry. *Current Psychiatry Reports, 4* (1), 1–3. https://doi.org/10.1007/s11920-002-0001-1

Allen, J. G. & Fonagy, P. (2008). *Handbook of Mentalization-Based Treatment*. Washington D.C.: American Psychiatric Association Publishing. https://doi.org/10.1002/9780470712986

American Psychiatric Association (1998). *Diagnostic and statistical manual of mental disorders* (4th ed.) (DSM-IV). Washington, DC: American Psychiatric Association.

American Psychiatric Association. (2013). *Diagnostic and statistical manual of mental disorders* (5th ed.). Arlington, VA: American Psychiatric Publishing. https://doi.org/10.1176/appi.books.9780890425596

American Psychiatric Association/Falkai, P. et al. (2018). *Diagnostisches und Statistisches Manual Psychischer Störungen DSM-5* (2., korr. Aufl.). Göttingen: Hogrefe.

Andión, O., Ferrer, M., Gancedo, B., Calvo, N., Barral, C., Torrubia, R. & Casas, M. (2011). Confirmatory factor analysis of borderline personality disorder symptoms based on two different interviews: The structured clinical interview for DSM-IV Axis II disorder and the revised diagnostic interview for borderlines. *Psychiatry Research, 190* (2-3), 304–308. https://doi.org/10.1016/j.psychres.2011.05.014

Armbrust, M. & Link, A. (2015). *Borderline im Trialog: Miteinander reden – voneinander lernen*. Paderborn: Junfermann.

Bassett, D. (2012). Borderline personality disorder and bipolar affective disorder. Spectra or spectre? A review. *Australian & New Zealand Journal of Psychiatry, 46* (4), 327–339. https://doi.org/10.1177/0004867411435289

Bateman, A. & Fonagy, P. (1999). Effectiveness of partial hospitalization in the treatment of borderline personality disorder: A randomized controlled trial. *American Journal of Psychiatry, 156* (10), 1563–1569. https://doi.org/10.1176/ajp.156.10.1563

Beatson, J. A. & Rao, S. (2013). Depression and borderline personality disorder. *Medical Journal of Australia, 199* (6), 24–27. https://doi.org/10.5694/mja12.10474

Bemis, R. (2013). *Evidence for the NADA ear acupuncture protocol: Summary of research*. Laramie, WY: NADA Literature Clearinghouse.

Bender, D. S., Dolan, R. T., Skodol, A. E., Sanislow, C. A., Dyck, I. R., McGlashan, T. H. et al. (2001). Treatment utilization by patients with personality disorders. *American Journal of Psychiatry, 158* (2), 295–302. https://doi.org/10.1176/appi.ajp.158.2.295

Ben-Porath, D.D. (2004). Strategies for securing commitment to treatment from individuals diagnosed with borderline personality disorder. *Journal of Contemporary Psychotherapy, 34* (3), 247–263. https://doi.org/10.1023/B:JOCP.0000036633.76742.0b

Berger, P. & Riecher-Rössler, A. (2004). Definition von Krise und Krisenassesment. In A. Riecher-Rössler, P. Berger, A. T. Yilmaz & R. D. Stieglitz (Hrsg.). *Psychiatrisch-psychotherapeutische Krisenintervention* (S. 19–30). Göttingen: Hogrefe.

Berthold-Losleben, M., Wohlhüter, H. & Schneider, F. (2017). Psychoedukation und Angehörigenarbeit. In *Facharztwissen Psychiatrie, Psychosomatik und Psychotherapie* (S. 221–227). Berlin: Springer.

Bohus, M. & Bathruff, H. (2000). Dialektisch Behaviorale Therapie der Borderline-Störung im stationären Setting. *PiD – Psychotherapie im Dialog, 1* (4), 55–66. https://doi.org/10.1055/s-2000-16703

Bohus, M., Dyer, A. S., Priebe, K., Krüger, A., Kleindienst, N., Schmahl, C., Niedtfeld, I. & Steil, R. (2013). Dialectical behaviour therapy for post-traumatic stress disorder after childhood sexual abuse in patients with and without borderline personality disorder: A randomised controlled trial. *Psychotherapy and Psychosomatics, 82* (4), 221–233. https://doi.org/10.1159/000348451

Bohus, M. & Kröger, C. (2011). Psychopathologie und Psychotherapie der Borderline-Persönlichkeitsstörung. *Der Nervenarzt, 82* (1), 16–24. https://doi.org/10.1007/s00115-010-3126-1

Bohus, M. & Schmahl, C. (2006). Psychopathologie und Therapie der Borderline-Persönlichkeitsstörung. *Deutsches Ärzteblatt, 103* (49), 3345–3352.

Bohus, M., Schmahl, C., Fydrich, T., Steil, R., Müller-Engelmann, M., Herzog, J., Ludäscher, P., Kleindienst, N. & Priebe, K. (2019). A research programme to evaluate DBT-PTSD, a modular treatment approach for complex PTSD after childhood abuse. *Borderline Personality Disorder and Emotion Dysregulation, 6* (1), 7. https://doi.org/10.1186/s40479-019-0099-y

Bohus, M., Schmahl, C., Herpertz, S. C., Lieb, K., Berger, M., Roepke, S., Heinz, A., Gallinat, J. & Lyssenko, L. (2016). Leitliniengerechte stationäre psychiatrisch-psychotherapeutische Behandlung der Borderline-Persönlichkeitsstörung: Normative Personalbedarfsermittlung. *Der Nervenarzt, 87* (7), 739–745. https://doi.org/10.1007/s00115-016-0132-y

Bohus, M. & Wolf-Arehult, M. (2018). *Interaktives Skillstraining für Borderline-Patienten* (2., überarb. Aufl.). Stuttgart: Schattauer.

Buchheim, A. (2011). Borderline-Persönlichkeitsstörung und Bindungserfahrungen. In B. Dulz, S. Herpertz, O.F. Kernberg & U. Sachsse (Hrsg.), *Handbuch der Borderline-Störungen* (S. 158–167). Stuttgart: Schattauer.

Buck-Horstkotte, S., Renneberg, B. & Rosenbach, C. (2015). *Mütter mit Borderline-Persönlichkeitsstörung: Das Trainingsmanual „Borderline und Mutter sein"*. Weinheim: Beltz.

Bungert, M., Liebke, L., Thome, J., Haeussler, K., Bohus, M. & Lis, S. (2015). Rejection sensitivity and symptom severity in patients with borderline personality disorder: Effects of childhood maltreatment and self-esteem. *Borderline Personality Disorder and Emotion Dysregulation, 2* (1), 4. https://doi.org/10.1186/s40479-015-0025-x

Burroughs, T. & Somerville, J. (2013). Utilization of evidenced based dialectical behavioral therapy in assertive community treatment: Examining feasibility and challenges. *Community Mental Health Journal, 49* (1), 25–32. https://doi.org/10.1007/s10597-012-9485-2

Caplan, G. (1964). *Principles of preventive psychiatry*. New York: Basic Books.

Chen, E. Y., Matthews, L., Allen, C., Kuo, J. R. & Linehan, M. M. (2008). Dialectical behavior therapy for clients with binge-eating disorder or bulimia nervosa and borderline personality disorder. *International Journal of Eating Disorders, 41* (6), 505–512. https://doi.org/10.1002/eat.20522

Cinkaya, F., Schindler, A. & Hiller, W. (2011). Wenn Therapien vorzeitig scheitern. *Zeitschrift für klinische Psychologie und Psychotherapie, 40* (4), 224–234. https://doi.org/10.1026/1616-3443/a000121

Cloitre, M., Cohen, L. R. & Koenen, K. C. (2014). *Sexueller Missbrauch und Misshandlung in der Kindheit*. Göttingen: Hogrefe.

Cloitre, M., Garvert, D. W., Weiss, B., Carlson, E. B. & Bryant, R. A. (2014). Distinguishing PTSD, Complex PTSD, and Borderline Personality Disorder: A latent class analysis. *European Journal of Psychotraumatology, 5* (1), 25097.

Cloitre, M., Koenen, K. C., Cohen, L. R. & Han, H. (2002). Skills training in affective and interpersonal regulation followed by exposure: A phase-based treatment for PTSD related to childhood abuse. *Journal of Consulting and Clinical Psychology, 70* (5), 1067-1074. https://doi.org/10.1037/0022-006X.70.5.1067

Cloitre, M., Stovall-McClough, K. C., Nooner, K., Zorbas, P., Cherry, S., Jackson, C. L., Gan, W. & Petkova, E. (2010). Treatment for PTSD related to childhood abuse: A randomized controlled trial. *American Journal of Psychiatry, 167* (8), 915-924. https://doi.org/10.1176/appi.ajp.2010.09081247

Cramer, V., Torgersen, S. & Kringlen, E. (2006). Personality disorders and quality of life. A population study. *Comprehensive Psychiatry, 47* (3), 178-184. https://doi.org/10.1016/j.comppsych.2005.06.002

Cunningham, K., Wolbert, R. & Lillie, B. (2004). It's about me solving my problems: Clients' assessments of dialectical behavior therapy. *Cognitive and Behavioral Practice, 11* (2), 248-256. https://doi.org/10.1016/S1077-7229(04)80036-1

Dammann, G., Riemenschneider, A., Walter, M., Sollberger, D., Küchenhoff, J., Gündel, H., Clarkin, J. F. & Gremaud-Heitz, D. J. (2016). Impact of interpersonal problems in borderline personality disorder inpatients on treatment outcome and psychopathology. *Psychopathology, 49* (3), 172-180. https://doi.org/10.1159/000446661

Denborough, D. (2017). *Geschichten des Lebens neu gestalten: Grundlagen und Praxis der narrativen Therapie.* Göttingen: Vandenhoeck & Ruprecht. https://doi.org/10.13109/9783666405112

Derogatis, L. R. (1993). *BSI brief symptom inventory: Administration, scoring, and procedures manual* (4th ed.). Minneapolis, MN: National Computer Systems.

Deutsche Gesellschaft für Psychiatrie, Psychotherapie, Psychosomatik und Nervenheilkunde (2009). *Behandlungsleitlinie Persönlichkeitsstörungen. Reihe: S2-Praxisleitlinien in Psychiatrie und Psychotherapie* (Bd. 1). Stuttgart: Springer.

Dilling, H., Mombour, W. & Schmidt, M. H. (2015). *Internationale Klassifikation psychischer Störungen: ICD-10 Kapitel V (F) klinisch-diagnostische Leitlinien* (10. Aufl.). Bern: Hogrefe.

Distel, M. A., Trull, T. J., de Moor, M. M. H., Vink, J. M., Geels, L. M., van Beek, J. H. D. A. et al. (2012). Borderline personality traits and substance use: Genetic factors underlie the association with smoking and ever use of cannabis, but not with high alcohol consumption. *Journal of Personality Disorders, 26* (6), 867-879. https://doi.org/10.1521/pedi_2012_26_066

Driessen, M., Beblo, T., Reddemann, L., Rau, H., Lange, W., Silva, A., Berea, R. C., Wulff, H. & Ratzka, S. (2002). Ist die Borderline-Persönlichkeitsstörung eine komplexe posttraumatische Störung? Zum Stand der Forschung. *Der Nervenarzt, 73* (9), 820-829. https://doi.org/10.1007/s00115-002-1296-1

Ebbecke-Nohlen, A. (2001). Der systemische Ansatz in der Borderline-Therapie. In G. Dammmann & P.L. Janssen (Hrsg.), *Psychotherapie der Borderline-Störungen* (S. 164-177) Stuttgart: Thieme.

El-Mallakh, R. S. & Walker, K. L. (2010). Hallucinations, pseudohallucinations, and parahallucinations. *Psychiatry: Interpersonal and Biological Processes, 73* (1), 34-42. https://doi.org/10.1521/psyc.2010.73.1.34

Euler, S., Stalujanis, E. & Spitzer, C. (2018). Aktueller Stand der Psychotherapie von Persönlichkeitsstörungen. *Zeitschrift für Psychiatrie, Psychologie und Psychotherapie, 66* (2), 95-105. https://doi.org/10.1024/1661-4747/a000345

Few, L. R., Grant, J. D., Trull, T. J., Statham, D. J., Martin, N. G., Lynskey, M. T. & Agrawal, A. (2014). Genetic variation in personality traits explains genetic overlap between borderline personality features and substance use disorders. *Addiction, 109* (12), 2118-2127. https://doi.org/10.1111/add.12690

Fleischhaker, C., Sixt, B. & Schulz, E. (2010). *DBT-A. Dialektisch-behaviorale Therapie für Jugendliche*. Berlin: Springer.

Frankenburg, F. R. & Zanarini, M. C. (2004). The association between borderline personality disorder and chronic medical illnesses, poor health-related lifestyle choices, and costly forms of health care utilization. *Journal of Clinical Psychiatry, 65* (12), 1660–1665. https://doi.org/10.4088/JCP.v65n1211

Fruzzetti, A. E. & Fantozzi, B. (2008). Couple therapy and the treatment of borderline personality and related disorders. In A.S. Gurmann (Ed.), *Clinical Handbook of Couples Therapy* (pp. 567–590). New York: Guildford Press.

Fruzzetti, A. E., Santisteban, D. A. & Hoffman, P. D. (2007). Dialectical behavior therapy with families. In L.A. Dimeff & K. Koerner (Eds.), *Dialectical behavior therapy in clinical practice: Applications across disorders and settings* (pp. 222–244). New York: Guilford Press.

Fydrich, T. (2001). Motivorientiertes Indikations- und Interventionsmodell für die kognitive Verhaltenstherapie bei Persönlichkeitsstörungen (MIIM). *Psychotherapie, 6* (2), 247–255.

Gerlach, G., Loeber, S. & Herpertz, S. (2016). Personality disorders and obesity: A systematic review. *Obesity Reviews, 17*(8), 691–723. https://doi.org/10.1111/obr.12415

Gianoli, M. O., Jane, J. S., O'Brien, E. & Ralevski, E. (2012). Treatment for comorbid borderline personality disorder and alcohol use disorders: A review of the evidence and future recommendations. *Experimental and Clinical Psychopharmacology, 20* (4), 333–344. https://doi.org/10.1037/a0027999

Giernalczyk, T. & Petersen, G.-K. (2007). Krisenintervention bei Borderline-Persönlichkeitsstörungen. *Psychotherapie, 12*, 288–296.

Goodman, M., New, A. S., Triebwasser, J., Collins, K. A. & Siever, L. (2010). Phenotype, endophenotype, and genotype comparisons between borderline personality disorder and major depressive disorder. *Journal of Personality Disorders, 24* (1), 38–59. https://doi.org/10.1521/pedi.2010.24.1.38

Goodman, M., Patil, U., Triebwasser, J., Hoffman, P., Weinstein, Z. A. & New, A. (2011). Parental burden associated with borderline personality disorder in female offspring. *Journal of Personality Disorders, 25* (1), 59–74. https://doi.org/10.1521/pedi.2011.25.1.59

Grant, B. F., Chou, S. P., Goldstein, R. B., Huang, B., Stinson, F. S., Saha, T. D. et al. (2008). Prevalence, correlates, disability, and comorbidity of DSM-IV borderline personality disorder: Results from the wave 2 national epidemiologic survey on alcohol and related conditions. *Journal of Clinical Psychiatry, 69* (4), 533–545. https://doi.org/10.4088/JCP.v69n0404

Gratz, K. L., Weiss, N. H., McDermott, M. J., Dilillo, D., Messman-Moore, T. & Tull, M. T. (2016). Emotion dysregulation mediates the relation between borderline personality disorder symptoms and later physical health symptoms. *Journal of Personality Disorders, 31* (4), 433–448. https://doi.org/10.1521/pedi_2016_30_252

Grawe, K. (1998). *Psychologische Therapie*. Göttingen: Hogrefe.

Greer, H. & Cohen, J. N. (2018). Partners of individuals with borderline personality disorder: A systematic review of the literature examining their experiences and the supports available to them. *Harvard Review of Psychiatry, 26* (4), 185–200. https://doi.org/10.1097/HRP.0000000000000164

Gunderson, J. G., Frank, A. F., Ronningstam, E. F., Wachter, S., Lynch, V. J. & Wolf, P. J. (1989). Early discontinuance of borderline patients from psychotherapy. *Journal of Nervous and Mental Disease, 177* (1), 38–42. https://doi.org/10.1097/00005053-198901000-00006

Gunderson, J. G., Morey, L. C., Stout, R. L., Skodol, A. E., Shea, M. T., McGlashan, T. H. et al. (2004). Major depressive disorder and borderline personality disorder revisited: Longitudinal interactions. *Journal of Clinical Psychiatry, 65* (8), 1049–1056. https://doi.org/10.4088/JCP.v65n0804

Gunderson, J. G., Stout, R. L., McGlashan, T. H., Shea, M. T., Morey, L. C., Grilo, C. M. et al. (2011). Ten-year course of borderline personality disorder: Psychopathology and function from the collaborative longitudinal personality disorders study. *Archives of General Psychiatry, 68*(8), 827–837. https://doi.org/10.1001/archgenpsychiatry.2011.37

Guy, W. (1976). *ECDEU Assessment Manual for Psychopharmacology* (Clinical Global Impressions, pp. 218–222). Rockville, MD: National Institute for Mental Health.

Harned, M. S., Chapman, A. L., Dexter-Mazza, E. T., Murray, A., Comtois, K. A. & Linehan, M. M. (2008). Treating co-occurring Axis I disorders in recurrently suicidal women with borderline personality disorder: A 2-year randomized trial of dialectical behavior therapy versus community treatment by experts. *Journal of Consulting and Clinical Psychology, 76* (6), 1068–1075. https://doi.org/10.1037/1949-2715.S.1.35

Harned, M. S., Korslund, K. E. & Linehan, M. M. (2014). A pilot randomized controlled trial of dialectical behavior therapy with and without the dialectical behavior therapy prolonged exposure protocol for suicidal and self-injuring women with borderline personality disorder and PTSD. *Behaviour Research and Therapy, 55*, 7–17. https://doi.org/10.1016/j.brat.2014.01.008

Harned, M. S., Tkachuck, M. A. & Youngberg, K. A. (2013). Treatment preference among suicidal and self-injuring women with borderline personality disorder and PTSD. *Journal of Clinical Psychology, 69* (7), 749–761. https://doi.org/10.1002/jclp.21943

Hayes, S. C., Wilson, K. G. & Strosahl, K. D. (2014). *Akzeptanz- & Commitment-Therapie: Achtsamkeitsbasierte Veränderungen in Theorie und Praxis*. Paderborn: Junfermann.

Herpertz, S. C. (2011). Was bringt das DSM-V Neues zur Klassifikation der Persönlichkeitsstörungen? *Zeitschrift für Psychiatrie, Psychologie und Psychotherapie, 59* (4), 261–266. https://doi.org/10.1024/1661-4747/a000080

Hinsch, R. & Pfingsten, U. (2015). *Gruppentraining sozialer Kompetenzen GSK: Grundlagen, Durchführung, Materialien* (6., überarb. Aufl.). Weinheim: Beltz.

Horvitz-Lennon, M., Reynolds, S., Wolbert, R. & Witheridge, T. F. (2009). The role of assertive community treatment in the treatment of people with borderline personality disorder. *American Journal of Psychiatric Rehabilitation, 12* (3), 261–277. https://doi.org/10.1080/15487760903066446

IsHak, W. W., Elbau, I., Ismail, A., Delaloye, S., Ha, K., Bolotaulo, N. I., Nashawati, R., Cassmassi, B. & Wang, C. (2013). Quality of life in borderline personality disorder. In *Harvard Review of Psychiatry, 21* (3), 138–150.

Jacob, G. A., Ower, N. & Buchholz, A. (2013). The role of experiential avoidance, psychopathology, and borderline personality features in experiencing positive emotions: A path analysis. *Journal of Behavior Therapy and Experimental Psychiatry, 44* (1), 61–68. https://doi.org/10.1016/j.jbtep.2012.07.006

Jacob, G. A. & Potreck-Rose, F. (2004). Der Selbstwert in der Verhaltenstherapie. *Verhaltenstherapie, 14* (3), 206–212. https://doi.org/10.1159/000080917

Jerschke, S., Meixner, K., Richter, H. & Bohus, M. (1998). Zur Behandlungsgeschichte und Versorgungssituation von Patientinnen mit Borderline-Persönlichkeitsstörung in der Bundesrepublik Deutschland. *Fortschritte der Neurologie – Psychiatrie, 66* (12), 545–552. https://doi.org/10.1055/s-2007-995297

Jobst, A., Hörz, S., Birkhofer, A., Martius, P. & Rentrop, M. (2010). Einstellung von Psychotherapeuten gegenüber der Behandlung von Patienten mit Borderline Persönlichkeitsstörung. *Psychotherapie Psychosomatik Medizinische Psychologie, 60* (3/4), 126–131. https://doi.org/10.1055/s-0029-1220764

Kanfer, F. H., Reinecker, H. & Schmelzer, D. (2012). *Selbstmanagement-Therapie: Ein Lehrbuch für die klinische Praxis* (5. Aufl.). Stuttgart: Springer. https://doi.org/10.1007/978-3-642-19366-8

Karow, A., Bock, T., Daubmann, A., Meigel-Schleiff, C., Lange, B., Lange, M., Ohm, G. et al. (2014). Integrierte Versorgung von Patienten mit psychotischen Erkrankungen nach dem Hamburger Modell: Teil 2: Ergebnisse des 2- und 4-Jahres-Langzeitverlaufs. *Psychiatrische Praxis, 41* (5), 266–273. https://doi.org/10.1055/s-0033-1349496

Kassenärztliche Bundesvereinigung (2019). *Psychotherapie: Das ambulante Versorgungsangebot.* Verfügbar unter: https://www.kbv.de/html/26956.php (20.02.2020).

Keuroghlian, A. S., Frankenburg, F. R. & Zanarini, M. C. (2013). The relationship of chronic medical illnesses, poor health-related lifestyle choices, and health care utilization to recovery status in borderline patients over a decade of prospective follow-up. *Journal of Psychiatric Research, 47* (10), 1499–1506. https://doi.org/10.1016/j.jpsychires.2013.06.012

Kienast, T., Stoffers, J., Bermpohl, F. & Lieb, K. (2014). Borderline personality disorder and comorbid addiction: Epidemiology and treatment. *Deutsches Ärzteblatt International, 111* (16), 280–286.

Kirtley, J., Chiocchi, J., Cole, J. & Sampson, M. (2018). Stigma, emotion appraisal, and the family environment as predictors of carer burden for relatives of individuals who meet the diagnostic criteria for borderline personality disorder. *Journal of Personality Disorders, 33* (4), 497–514. https://doi.org/10.1521/pedi_2018_32_355

Kliem, S., Kröger, C. & Kosfelder, J. (2010). Dialectical behavior therapy for borderline personality disorder: A meta-analysis using mixed-effects modeling. *Journal of Consulting and Clinical Psychology, 78* (6), 936–951. https://doi.org/10.1037/a0021015

Knefel, M., Tran, U. S. & Lueger-Schuster, B. (2016). The association of posttraumatic stress disorder, complex posttraumatic stress disorder, and borderline personality disorder from a network analytical perspective. *Journal of Anxiety Disorders, 43*, 70–78. https://doi.org/10.1016/j.janxdis.2016.09.002

Koban, C. & Willutzki, U. (2001). Die Entwicklung positiver Perspektiven in der Psychotherapie: Die Interventionsmethode EPOS. *Verhaltenstherapie und Psychosoziale Praxis, 34*, 225–239.

Köhling, J., Ehrenthal, J. C., Levy, K. N., Schauenburg, H. & Dinger, U. (2015). *Quality and severity of depression in borderline personality disorder: A systematic review and meta-analysis, 37*, 13–25. https://doi.org/10.1016/j.cpr.2015.02.002

Lambert, M., Bock, T., Daubmann, A., Meigel-Schleiff, C., Lange, B., Lange, M. et al. (2014). Integrierte Versorgung von Patienten mit psychotischen Erkrankungen nach dem Hamburger Modell: Teil 1: Rationalen, Behandlungsmodell und Ergebnisse der Vorstudie. *Psychiatrische Praxis, 41* (5), 257–265. https://doi.org/10.1055/s-0033-1349497

Lehne, B. (2019). *Bedarfsgerechte Versorgung von Menschen mit Borderline-Persönlichkeitsstörung.* Medi-owl Ärzte und Psychologen gbr. Verfügbar unter: https://www.msd.de/fileadmin/user_upload/default/documents/gesundheitspreis/project_2012_2014/Bedarfsgerechte--Versorgung-Borderline-Persoenlichkeitsstoerung.pdf (20.02.2020).

Levy, K. N., Beeney, J. E. & Temes, C. M. (2011). Attachment and its vicissitudes in borderline personality disorder. *Current Psychiatry Reports, 13* (1), 50–59. https://doi.org/10.1007/s11920-010-0169-8

Lewis, K. L. & Grenyer, B. F. (2009). Borderline personality or complex posttraumatic stress disorder? An update on the controversy. *Harvard Review of Psychiatry, 17* (5), 322–328. https://doi.org/10.3109/10673220903271848

Lieb, K. & Stoffers, J. (2014). *Empfehlung zur pharmakologischen Behandlung von Borderline-Persönlichkeitsstörungen.* Gesellschaft zur Erforschung und Therapie von Persönlichkeitsstörungen (GePs) e. V., 1–3.

Lieb, K., Zanarini, M. C., Schmahl, C., Linehan, M. M. & Bohus, M. (2004). Borderline personality disorder. *The Lancet, 364*, 453–461. https://doi.org/10.1016/S0140-6736(04)16770-6

Linehan, M. M. (1996). *Trainingsmanual zur dialektisch-behavioralen Therapie der Borderline-Persönlichkeitsstörung*. Gießen: CIP-Medien, Psychosozial-Verlag.

Linehan, M. M., Armstrong, H. E., Suarez, A., Allmon, D. & Heard, H. L. (1991). Cognitive-behavioral treatment of chronically parasuicidal borderline patients. *Archives of General Psychiatry, 48* (12), 1060-1064. https://doi.org/10.1001/archpsyc.1991.01810360024003

Linehan, M. M., Barone, L. & Maffei, C. (2015). *DBT - skills training manual*, (2nd ed.). New York: Guilford Press.

Linehan, M. M., Comtois, K. A., Murray, A. M., Brown, M. Z., Gallop, R. J., Heard, H. L. et al. (2006). Two-year randomized controlled trial and follow-up of dialectical behavior therapy vs therapy by experts for suicidal behaviors and borderline personality disorder. *Archives of General Psychiatry, 63* (7), 757-766. https://doi.org/10.1001/archpsyc.63.7.757

Lora, A., Bezzi, R. & Erlicher, A. (2007). Estimating the prevalence of severe mental illness in mental health services in Lombardy (Italy). *Community Mental Health Journal, 43* (4), 341-357. https://doi.org/10.1007/s10597-006-9078-z

Ludewig, S., Auer, A. K. von, Stojan, S. & Soyka, O. (2013). Dialektisch-behaviorale Therapie für Adoleszente (DBT-A) in der stationären Behandlung von männlichen Jugendlichen. *Forum für Kinder- und Jugendpsychiatrie, Psychosomatik und Psychotherapie, 1*, 33-50.

McGlashan, T. H., Grilo, C. M., Skodol, A. E., Gunderson, J. G., Shea, M. T., Morey, L. C., Zanarini, M. C. & Stout, R. L. (2000). The collaborative longitudinal personality disorders study: Baseline Axis I/II and II/II diagnostic co-occurrence. *Acta Psychiatrica Scandinavica, 102* (4), 256-264. https://doi.org/10.1034/j.1600-0447.2000.102004256.x

Merrett, Z., Rossell, S. L. & Castle, D. J. (2016). Comparing the experience of voices in borderline personality disorder with the experience of voices in a psychotic disorder: A systematic review. *Australian & New Zealand Journal of Psychiatry, 50* (7), 640-648. https://doi.org/10.1177/0004867416632595

Meuldijk, D., McCarthy, A., Bourke, M. E. & Grenyer, B. F. S. (2017). The value of psychological treatment for borderline personality disorder: Systematic review and cost offset analysis of economic evaluations. *PLOS ONE, 12* (3).

Michalak, J., Heidenreich, T. & Hoyer, J. (2001). Konflikte zwischen Patientenzielen - Konzepte, Ergebnisse und Konsequenzen für die Therapie. *Verhaltenstherapie und Psychosoziale Praxis, 33* (2), 273-280.

Morey, L. C., Benson, K. T., Busch, A. J. & Skodol, A. E. (2015). Personality disorders. DSM-5: Emerging research on the alternative model. *Current Psychiatry Reports, 17* (4), 24. https://doi.org/10.1007/s11920-015-0558-0

National Collaborating Centre for Mental Health (UK) (2009). *Borderline personality disorder: Treatment and management*. British Psychological Society. Retrieved from https://www.ncbi.nlm.nih.gov/books/NBK55403/ (2020, February 20).

National Health and Medical Research Council (2012). *Practice guideline for the management of borderline personality disorder*. Retrieved from https://www.nhmrc.gov.au/about-us/publications/clinical-practice-guideline-borderline-personality-disorder (2020, February 20).

Neff, K. (2012). *Selbstmitgefühl*. Gütersloh: Kailash.

Nestmann, F. (1996). Psychosoziale Beratung - ein ressourcentheoretischer Entwurf. *Verhaltenstherapie und Psychosoziale Praxis, 28* (3), 359-376.

NHS Highland (2015). *Personality Disorder Integrated Care Pathway (PD-ICP)*. Retrieved from https://www.nhshighland.scot.nhs.uk/Services/Documents/ (2020, February 20).

Palmer, R. L., Birchall, H., Damani, S., Gatward, N., McGrain, L. & Parker, L. (2003). A dialectical behavior therapy program for people with an eating disorder and borderline personality disorder - description and outcome. *International Journal of Eating Disorders, 33* (3), 281-286. https://doi.org/10.1002/eat.10141

Panos, P. T., Jackson, J. W., Hasan, O. & Panos, A. (2014). Meta-Analysis and systematic review assessing the efficacy of dialectical behavior therapy (DBT). *Research on Social Work Practice, 24*(2), 213–223. https://doi.org/10.1177/1049731513503047

Paris, J. (2004). Is hospitalization useful for suicidal patients with borderline personality disorder? *Journal of Personality Disorders, 18* (3: Special issue), 240–247. https://doi.org/10.1521/pedi.18.3.240.35443

Pascual, J. C., Córcoles, D., Castaño, J., Ginés, J. M., Gurrea, A., Martín-Santos, R., Garcia-Ribera, C., Pérez, V. & Bulbena, A. (2007). Hospitalization and pharmacotherapy for borderline personality disorder in a psychiatric emergency service. *Psychiatric Services, 58* (9), 1199–1204. https://doi.org/10.1176/ps.2007.58.9.1199

Pennay, A., Cameron, J., Reichert, T., Strickland, H., Lee, N. K., Hall, K. & Lubman, D. I. (2011). A systematic review of interventions for co-occurring substance use disorder and borderline personality disorder. *Journal of Substance Abuse Treatment, 41* (4), 363–373. https://doi.org/10.1016/j.jsat.2011.05.004

Pretzer, J. (1996). Kognitive Therapie der Persönlichkeitsstörungen. In B. Schmitz, T. Fydrich & K. Limbacher (Hrsg.), *Persönlichkeitsstörungen: Diagnostik und Psychotherapie* (S. 149–178). Weinheim: Psychologie Verlags Union.

Priebe, K., Roth, M., Krüger, A., Glöckner-Fink, K., Dyer, A., Steil, R., Salize, H.-J., Kleindienst, N. & Bohus, M. (2017). Psychiatrische Behandlungskosten von Patientinnen mit Posttraumatischer Belastungsstörung nach sexuellem Missbrauch vor und nach stationärer DBT-PTSD. *Psychiatrische Praxis, 44* (2), 75–84. https://doi.org/10.1055/s-0042-106068

Psychotherapie-Ambulanz der Universität Münster (o. J.). *Fragebogen zur Person und Lebensgeschichte.* Verfügbar unter: https://www.uni-muenster.de/imperia/md/content/psychotherapie_ambulanz/fragebogen_zur_person_und_lebensgeschichte.pdf).

Reddemann, L. (2004). *Psychodynamisch imaginative Traumatherapie (PITT) – das Manual.* Stuttgart: Pfeiffer bei Klett-Cotta.

Reddemann, L. (2009). Psychodynamisch imaginative Traumatherapie (PITT). In A. Maercker (Hrsg.), *Posttraumatische Belastungsstörungen* (S. 259–274). Heidelberg: Springer.

Reich, G. & Cierpka, M. (2011). Familientherapie bei Patienten mit Borderline-Persönlichkeitsstörungen. In B. Dulz, S. Herpertz, O.F. Kernberg & U. Sachsse (Hrsg.), *Handbuch der Borderline-Störungen* (2. Aufl., S. 794–804). Stuttgart: Schattauer.

Renneberg, B., Schmitz, B., Doering, S., Herpertz, S. & Bohus, M. (2010). Behandlungsleitlinie Persönlichkeitsstörungen. *Psychotherapeut, 55* (4), 339–354. https://doi.org/10.1007/s00278-010-0748-5

Reynolds, C. J. & Tragesser, S. L. (2019). Borderline personality disorder features are associated with concurrent pain-related disability in a chronic pain sample. *Pain Medicine, 20* (2), 233–245. https://doi.org/10.1093/pm/pny052

Richter, C., Heinemann, B., Kehn, M. & Steinacher, B. (2014). Effektivität der Dialektisch-Behavioralen Therapie (DBT) in der tagesklinischen Behandlung der Borderline-Persönlichkeitsstörung – Bedeutung von Medikation und Behandlungskosten. *Psychiatrische Praxis, 41* (3), 148–152. https://doi.org/10.1055/s-0033-1343204

Richter, C., Steinacher, B., Eschenhoff, A. zum & Bermpohl, F. (2014). Stationäre und teilstationäre DBT-Angebote für Patienten mit Borderline-Persönlichkeitsstörung – Ergebnisse einer deutschlandweiten Umfrage. *Verhaltenstherapie, 24* (4), 265–271. https://doi.org/10.1159/000369425

Sack, M., Sachsse, U., Overkamp, B. & Dulz, B. (2013). Traumafolgestörungen bei Patienten mit Borderline-Persönlichkeitsstörung. *Der Nervenarzt, 84* (5), 608–614. https://doi.org/10.1007/s00115-012-3489-6

Sanislow, C. A., Grilo, C. M., Morey, L. C., Bender, D. S., Skodol, A. E., Gunderson, J. G. et al. (2002). Confirmatory factor analysis of DSM-IV criteria for borderline personality disorder:

Findings from the collaborative longitudinal personality disorders study. *The American Journal of Psychiatry, 159* (2), 284–290. https://doi.org/10.1176/appi.ajp.159.2.284

Sansone, R. A., Chang, J., Jewell, B., Sellbom, M. & Bidwell, M. (2012). Compulsive buying and borderline personality symptomatology. *Journal of Personality Disorders, 27* (2), 260–268. https://doi.org/10.1521/pedi_2012_26_038

Sansone, R. A. & Sansone, L. A. (2007). Childhood trauma, borderline personality, and eating disorders: A developmental cascade. *Eating Disorders, 15* (4), 333–346. https://doi.org/10.1080/10640260701454345

Sansone, R. A. & Sansone, L. A. (2010). Personality disorders as risk factors for eating disorders: Clinical implications. *Nutrition in Clinical Practice: Official Publication of the American Society for Parenteral and Enteral Nutrition, 25* (2), 116–121. https://doi.org/10.1177/0884533609357563

Sansone, R. A. & Sansone, L. A. (2012). Employment in borderline personality disorder. *Innovations in Clinical Neuroscience, 9* (9), 25–29.

Sayrs, J. H. R. & Linehan, M. M. (2019). *DBT Teams: Development and Practice*. New York: Guilford Press.

Schäfer, I., Borowski, J. & Cloitre, M. (2019). Behandlung der komplexen PTBS mit STAIR/Narrative Therapie. In A. Maercker (Hrsg.), *Traumafolgestörungen* (S. 311–330). Heidelberg: Springer.

Schiepek, G. & Cremers, S. (2003). Ressourcenorientierung und Ressourcendiagnostik in der Psychotherapie. In H. Schemmel & J. Schaller (Hrsg.), *Ressourcen: Ein Hand- und Lesebuch zur therapeutischen Arbeit* (S. 147–194). Tübingen: DGVT.

Schilling, L., Köther, U., Nagel, M., Agorastos, A. & Moritz, S. (2013). Kognitive Verzerrungen bei Patienten mit einer Borderline-Persönlichkeitsstörung und deren Behandlung durch das „Metakognitive Training – Borderline". *Zeitschrift für Psychiatrie, Psychologie und Psychotherapie, 61* (4), 239–246. https://doi.org/10.1024/1661-4747/a000166

Schindler, A. & Brandes, F. (2019). Effekte Systemisch-Interaktioneller Gruppentherapie bei Borderline. *Familiendynamik, 44* (4), 300–309. https://doi.org/10.21706/fd-44-4-300

Schindler, A., Lambert, M., Karow, A., Gallinat, J. & Schäfer, I. (2016). Integrierte Versorgung für Borderline-Patienten – ein längst überfälliges Konzept. *Psychiatrische Praxis, 43* (08), 409–410.

Schindler, A., Krog, K., Reiner, M., Leichsenring, I., Bierbrodt, J., Gallinat, J. & Schäfer, I. (2017). Integrierte Versorgung für Borderline-Patienten – Hintergründe, Konzept und erste Erfahrungen. *Persönlichkeitsstörungen, 21* (2), 109–118.

Schmucker, M. & Köster, R. (2014). *Praxishandbuch IRRT: Imagery rescripting & reprocessing therapy bei Traumafolgestörungen, Angst, Depression und Trauer* (Bd. 269). Stuttgart: Klett-Cotta.

Schnyder, U. & Sauvant, J. D. (2000). *Krisenintervention in der Psychiatrie* (3. Aufl.). Bern: Hans Huber.

Schöttle, D., Ruppelt, F., Karow, A. & Lambert, M. (2015). Home Treatment – aufsuchende Behandlung im Hamburger Modell der Integrierten Versorgung. *PPmP – Psychotherapie Psychosomatik Medizinische Psychologie, 65* (3/4), 140–145.

Schöttle, D., Schimmelmann, B. G., Ruppelt, F., Bussopulos, A., Frieling, M., Nika, E. et al. (2018). Effectiveness of integrated care including therapeutic assertive community treatment in severe schizophrenia-spectrum and bipolar I disorders: Four-year follow-up of the ACCESS II study. *PLOS ONE, 13* (2). e0192929. https://doi.org/10.1371/journal.pone.0192929

Schroeder, K., Fisher, H. L. & Schäfer, I. (2013). Psychotic symptoms in patients with borderline personality disorder: Prevalence and clinical management. *Current Opinion in Psychiatry, 26* (1), 113–119. https://doi.org/10.1097/YCO.0b013e32835a2ae7

Schroeder, K., Schätzle, A., Kowohl, P., Leske, L., Huber, C. G. & Schäfer, I. (2018). Prävalenz und Phänomenologie fraglich psychotischer Symptome bei Borderline Persönlichkeitsstörungen – Assoziationen mit Suizidversuchen und Inanspruchnahme stationär-psychiatrischer Behandlung. *Psychotherapie Psychosomatik Medizinische Psychologie, 68* (12), 516–524.

Schweiger, U., Sipos, V. & Hohagen, F. (2005). Kritische Überlegungen zum Begriff der „komplexen posttraumatischen Belastungsstörung". *Der Nervenarzt, 76* (3), 344–347.

Schweitzer, J. & Schlippe, A. von (2015). *Lehrbuch der systemischen Therapie und Beratung II: Das störungsspezifische Wissen* (2. Aufl.). Göttingen: Vandenhoeck & Ruprecht.

Sendera, A. & Sendera, M. (2016). *Skills-Training bei Borderline- und Posttraumatischer Belastungsstörung*. Heidelberg: Springer. https://doi.org/10.1007/978-3-662-49343-4

Silberschmidt, A., Lee, S., Zanarini, M. & Schulz, S. C. (2015). Gender differences in borderline personality disorder: Results from a multinational, clinical trial cample. *Journal of Personality Disorders, 29* (6), 828–838.

Sipos, V., Bohus, M. & Schweiger, U. (2011). Dialektisch-behaviorale Therapie für Essstörungen (DBT-E). *PPmP – Psychotherapie Psychosomatik·Medizinische Psychologie, 61* (02), 87–91. https://doi.org/10.1055/s-0030-1265972

Skodol, A. E., Buckley, P. & Charles, E. (1983). Is there a characteristic pattern to the treatment history of clinic outpatients with borderline personality? *Journal of Nervous and Mental Disease, 171* (7), 405–410. https://doi.org/10.1097/00005053-198307000-00003

Skodol, A. E., Gunderson, J. G., McGlashan, T. H., Dyck, I. R., Stout, R. L., Bender, D. S. et al. (2002). Functional impairment in patients with schizotypal, borderline, avoidant, or obsessive-compulsive personality disorder. *American Journal of Psychiatry, 159* (2), 276–283. https://doi.org/10.1176/appi.ajp.159.2.276

Slotema, C. W., Blom, J. D., Deen, M., Niemantsverdriet, M. B., Van Der Gaag, M., Hoek, H. W. & Sommer, I. E. (2017). Negative beliefs about voices in patients with borderline personality disorder are associated with distress: A plea for cognitive-behavioural therapy? *Psychopathology, 50* (4), 255–261. https://doi.org/10.1159/000477669

Slotema, C. W., Daalman, K., Blom, J. D., Diederen, K. M., Hoek, H. W. & Sommer, I. E. C. (2012). Auditory verbal hallucinations in patients with borderline personality disorder are similar to those in schizophrenia. *Psychological Medicine, 42* (9), 1873–1878. https://doi.org/10.1017/S0033291712000165

Slotema, K., Blom, J. D., Niemantsverdriet, M. & Sommer, I. E. (2018). Auditory verbal hallucinations in borderline personality disorder and the efficacy of antipsychotics: A systematic review. *Frontiers in Psychiatry, 9*, 347. https://doi.org/10.3389/fpsyt.2018.00347

Soeteman, D. I., Roijen, L. H. V., Verheul, R. & Busschbach, J. J. V. (2008). The economic burden of personality disorders in mental health care. *Journal of Clinical Psychiatry, 69* (2), 259–265. https://doi.org/10.4088/JCP.v69n0212

Sollberger, D. & Walter, M. (2010). Psychotherapie der Borderline-Persönlichkeitsstörung: Gemeinsamkeiten und Differenzen evidenzbasierter störungsspezifischer Behandlungen. *Fortschritte der Neurologie Psychiatrie, 78* (12), 698–708. https://doi.org/10.1055/s-0029-1245626

Starcevic, V. & Janca, A. (2018). Pharmacotherapy of borderline personality disorder: Replacing confusion with prudent pragmatism. *Current Opinion in Psychiatry, 31* (1), 69–73. https://doi.org/10.1097/YCO.0000000000000373

Stiglmayr, C.E., Grathwol, T. & Linehan, M.M. (2005). Aversive tension in patients with borderline personality disorder: A computer-based controlled field study. *Acta Psychiatrica Scandinavica, 111* (5), 372–379. https://doi.org/10.1111/j.1600-0447.2004.00466.x

Stiglmayr, C. & Gunia, H. (2017). *Dialektisch-Behaviorale Therapie (DBT) zur Behandlung der Borderline-Persönlichkeitsstörung: Ein Manual für die ambulante Therapie*. Göttingen: Hogrefe. https://doi.org/10.1026/02424-000

Stiglmayr, C., Stecher-Mohr, J., Wagner, T., Meißner, J., Spretz, D., Steffens, C. et al. (2014). Effectiveness of dialectic behavioral therapy in routine outpatient care: The Berlin Borderline Study. *Borderline Personality Disorder and Emotion Dysregulation, 1* (1), 20. https://doi.org/10.1186/2051-6673-1-20

Stoffers-Winterling, J. M., Völlm, B. A., Rücker, G., Timmer, A., Huband, N. & Lieb, K. (2012). Psychological therapies for people with borderline personality disorder. *Cochrane Database of Systematic Reviews, 15* (8). https://doi.org/10.1002/14651858.CD005652.pub2

The British Psychological Society & The Royal College of Psychiatrists (2009). *Borderline personality disorder: Treatment and management. National clinical practice guideline number 78.* Retrieved from https://www.nice.org.uk/guidance/cg78/evidence/bpd-full-guideline-242147197 (2020, February 20).

Thompson-Brenner, H., Shingleton, R. M., Thompson, D. R., Satir, D. A., Richards, L. K., Pratt, E. M. & Barlow, D. H. (2016). Focused vs. Broad enhanced cognitive behavioral therapy for bulimia nervosa with comorbid borderline personality: A randomized controlled trial. *International Journal of Eating Disorders, 49* (1), 36-49. https://doi.org/10.1002/eat.22468

Tilly, C. & Grefenberg, M. (2015). *Expedition Arbeit: Wege in Beschäftigung für Menschen mit Borderline.* Hamburg: BALANCE Buch + medien.

Tomko, R. L., Trull, T. J., Wood, P. K. & Sher, K. J. (2014). Characteristics of borderline personality disorder in a community sample: Comorbidity, treatment utilization, and general functioning. *Journal of Personality Disorders, 28*(5), 734-750. https://doi.org/10.1521/pedi_2012_26_093

Trull, T. J., Freeman, L. K., Vebares, T. J., Choate, A. M., Helle, A. C. & Wycoff, A. M. (2018). Borderline personality disorder and substance use disorders: An updated review. *Borderline Personality Disorder and Emotion Dysregulation, 5* (1), 15. https://doi.org/10.1186/s40479-018-0093-9

Van der Zwaard, R. & Polak, M. A. (2001). Pseudohallucinations: A pseudoconcept? A review of the validity of the concept, related to associate symptomatology. *Comprehensive Psychiatry, 42* (1), 42-50. https://doi.org/10.1053/comp.2001.19752

Vater, A., Schröder-Abé, M., Weißgerber, S., Roepke, S. & Schütz, A. (2015). Self-concept structure and borderline personality disorder: Evidence for negative compartmentalization. *Journal of Behavior Therapy and Experimental Psychiatry, 46,* 50-58. https://doi.org/10.1016/j.jbtep.2014.08.003

Wagner, T., Fydrich, T., Stiglmayr, C., Marschall, P., Salize, H. J., Renneberg, B., Fleßa, S. & Roepke, S. (2014). Societal cost-of-illness in patients with borderline personality disorder one year before, during and after dialectical behavior therapy in routine outpatient care. *Behaviour Research and Therapy, 61,* 12-22. https://doi.org/10.1016/j.brat.2014.07.004

Wagner, T., Roepke, S., Marschall, P., Stiglmayr, C., Renneberg, B., Gieb, D. et al. (2013). Krankheitskosten der Borderline Persönlichkeitsstörung aus gesellschaftlicher Perspektive. *Zeitschrift für Klinische Psychologie und Psychotherapie, 42,* 242-255. https://doi.org/10.1026/1616-3443/a000227

Weigel, T. J., Wang, S. B., Thomas, J. J., Eddy, K. T., Pierce, C., Zanarini, M. C., Fitzmaurice, G. & Busch, A. (2019). Residential eating disorder outcomes associated with screening positive for substance use disorder and borderline personality disorder. *International Journal of Eating Disorders, 62* (3), 309-313. https://doi.org/10.1002/eat.23028

Weinbrecht, A., Niedeggen, M., Roepke, S. & Renneberg, B. (2018). Feeling excluded no matter what? Bias in the processing of social participation in borderline personality disorder. *NeuroImage: Clinical, 19,* 343-350. https://doi.org/10.1016/j.nicl.2018.04.031

Williams, G.E. (2015). Positive and negative emotion vulnerability following a positive mood induction in the context of borderline personality disorder. (Doctoral dissertation, University of Toronto Scarborough). Retrieved from https://pdfs.semanticscholar.org/d73f/109bad286195c94674b57a0f30a937b2a160.pdf (2020, February 20).

Wittchen, H.-U., Zaudig, M. & Fydrich, T. (1997). *SKID. Strukturiertes Klinisches Interview für DSM-IV. Achse I und II. Handanweisung.* Göttingen: Hogrefe.

Wolf, M., Limberger, M. F., Kleindienst, N., Stieglitz, R.-D., Domsalla, M., Philipsen, A., Steil, R. & Bohus, M. (2009). Kurzversion der Borderline-Symptom-Liste (BSL-23): Entwicklung und Überprüfung der psychometrischen Eigenschaften. *PPmP – Psychotherapie Psychosomatik Medizinische Psychologie, 59*(8), 321–324. https://doi.org/10.1055/s-0028-1104598

Wolff, S., Holl, J., Stopsack, M., Arens, E. A., Höcker, A., Staben, K. A. et al. (2016). Does emotion dysregulation mediate the relationship between early maltreatment and later substance dependence? Findings of the CANSAS study. *European Addiction Research, 22*, 292–300. https://doi.org/10.1159/000447397

World Health Organization (1993). The ICD-10 Classification of Mental and Behavioural Disorders. In *Nonserial Publication WHO*. Genf: World Heath Organization.

Yen, S., Shea, M. T., Pagano, M., Sanislow, C. A., Grilo, C. M., McGlashan, T. H. et al. (2003). Axis I and Axis II disorders as predictors of prospective suicide attempts: Findings from the collaborative longitudinal personality disorders study. *Journal of Abnormal Psychology, 112* (3), 375–381. https://doi.org/10.1037/0021-843X.112.3.375

Yeomans, F., Clarkin, J. & Kernberg, O. (2018). *Übertragungsfokussierte Psychotherapie für Borderline-Patienten: Das TFP-Praxismanual*. Stuttgart: Schatthauer.

Yoshimatsu, K. & Palmer, B. (2014). Depression in patients with borderline personality disorder. *Harvard Review of Psychiatry, 22* (5), 266–273. https://doi.org/10.1097/HRP.0000000000000045

Young, J., Klosko, J. & Weishaar, M. (2003). *Schema therapy: A practitioner's guide*. New York: Guilford Press.

Zanarini, M. C., Frankenburg, F. R., Dubo, E. D., Sickel, A. E., Trikha, A., Levin, A. & Reynolds, V. (1998). Axis I comorbidity of borderline personality disorder. *The American Journal of Psychiatry, 155* (12), 1733–1739. https://doi.org/10.1176/ajp.155.12.1733

Zanarini, M. C., Frankenbourg, F. R., Hennen, J., Reich, D. B. & Silk, K. R. (2004). Axis I comorbidity in patients with borderline personality disorder: 6-Year follow-up and prediction of time to remission. *American Journal of Psychiatry, 161* (11), 2108–2114. https://doi.org/10.1176/appi.ajp.161.11.2108

Zanarini, M. C., Frankenburg, F. R., Reich, D. B., Silk, K. R., Hudson, J. I. & McSweeney, L. B. (2007). The subsyndromal phenomenology of borderline personality disorder: A 10-year follow-up study. *American Journal of Psychiatry, 164* (6), 929–935. https://doi.org/10.1176/ajp.2007.164.6.929

ований # Anhang

Übersicht über die Materialien auf der CD-ROM

- Arbeitsblatt: Consultation Team
- Arbeitsblatt: Kognitiver-interpersonaler Kreislauf
- Arbeitsblatt: Kritische Reflexion des Therapiecommitments in der Integrierten Versorgung (IV) – Borderline
- Arbeitsblatt: Teamvorstellung bei Aufnahme in die Integrierte Versorgung (IV) – Borderline
- Arbeitsblatt: Teamvorstellung zur Zwischenbilanz der Integrierten Versorgung (IV) – Borderline
- Arbeitsblatt: Teamvorstellung zur Abschlussbilanz der Integrierten Versorgung (IV) – Borderline
- Arbeitsblatt: Therapieziele
- Arbeitsblatt: Anleitung für die Verhaltensanalyse (VA)
- Arbeitsblatt: Verhaltensanalyse (VA)
- Arbeitsblatt: Verhaltensanalyse (VA) zum letzten Suizidversuch
- Behandlungsvertrag für die Therapie im Rahmen der DBT-Skills-Gruppe
- Behandlungsvertrag für die Therapie in der Integrierten Versorgung (IV) – Borderline
- Briefvorlagen bei Nichterscheinen
- Fragebogen zur Person und Lebensgeschichte
- Informationsblatt: Ablaufplan für Stationen bei Krisenaufenthalten von IV-Borderline-Patienten
- Informationsblatt: Integrierte Versorgung (IV) – Borderline
- Informationsblatt: Therapieziele
- Informationsblatt: Umgang mit Krisen in der Integrierten Versorgung (IV) – Borderline
- Interviewleitfaden zur DBT-Gruppe
- Lebensvertrag (Anti-Suizid-Vertrag)
- Leitfaden für Telefonkontakte in der Krise
- Wochenprotokoll

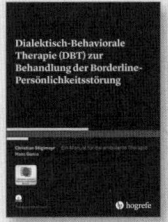

Christian Stiglmayr /
Hans Gunia
**Dialektisch-
Behaviorale Therapie
(DBT) zur Behandlung
der Borderline-
Persönlichkeits-
störung**
Ein Manual für die ambulante Therapie

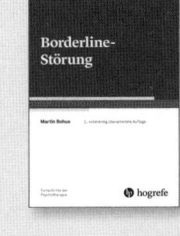

Martin Bohus
Borderline-Störung

(Reihe: „Therapeutische Praxis")
2017, 165 Seiten, Großformat, inkl. CD-ROM,
€ 49,95 / CHF 65.00
ISBN 978-3-8017-2424-5
Auch als eBook erhältlich

(Reihe: „Fortschritte der Psychotherapie",
Band 14) 2., vollständig überarbeitete Auflage
2019, VI/122 Seiten, € 19,95 / CHF 26.90
(Im Reihenabonnement € 15,95 / CHF 21.50)
ISBN 978-3-8017-2853-3
Auch als eBook erhältlich

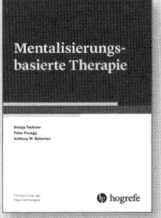

Svenja Taubner /
Peter Fonagy /
Anthony W. Bateman
**Mentalisierungs-
basierte Therapie**

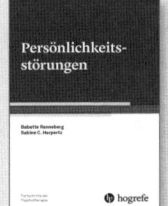

Babette Renneberg /
Sabine C. Herpertz
**Persönlichkeits-
störungen**

(Reihe: „Fortschritte der Psychotherapie",
Band 75) 2019, VI/98 Seiten,
€ 19,95 / CHF 26.90
(Im Reihenabonnement € 15,95 / CHF 21.50)
ISBN 978-3-8017-2834-2
Auch als eBook erhältlich

(Reihe: „Fortschritte der Psychotherapie",
Band 79) 2020, VIII/120 Seiten,
€ 19,95 / CHF 26.90
(Im Reihenabonnement € 15,95 / CHF 21.50)
ISBN 978-3-8017-2508-2
Auch als eBook erhältlich

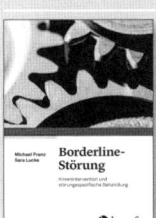

Michael Franz /
Sara Lucke
Borderline-Störung
Krisenintervention und
störungsspezifische
Behandlung

Rainer Sachse
**Persönlichkeits-
störungen**
Leitfaden für die Psychologische Psychotherapie

2020, 168 Seiten,
€ 24,95 / CHF 32.50
ISBN 978-3-8017-2944-8
Auch als eBook erhältlich

3., aktualisierte und erweiterte Auflage 2019,
XI/362 Seiten, € 34,95 / CHF 45.50
ISBN 978-3-8017-2906-6
Auch als eBook erhältlich

www.hogrefe.com

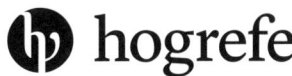

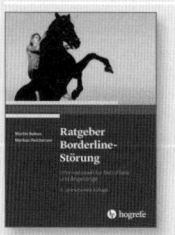

Martin Bohus /
Markus Reicherzer
**Ratgeber
Borderline-Störung**
Informationen für
Betroffene und
Angehörige

2., überarbeitete Auflage 2020, 138 Seiten,
Kleinformat, € 14,95 / CHF 19.90
ISBN 978-3-8017-2974-5
Auch als eBook erhältlich

Christian Schmahl /
Christian Stiglmayr
Selbstverletzung

(Reihe: „Fortschritte der Psychotherapie",
Band 77). 2020, VI/109 Seiten,
€ 19,95 / CHF 26.90
(Im Reihenabonnement € 15,95 / CHF 21.50)
ISBN 978-3-8017-2751-2
Auch als eBook erhältlich

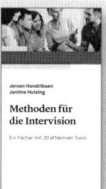

Jeroen Hendriksen / Jantine
Huizing
**Methoden für die
Intervision**
Ein Fächer mit 20
effektiven Tools

2020, 72 Seiten, Kleinformat,
€ 16,95 / CHF 21.90
ISBN 978-3-8017-3033-8

Gijs Jansen
Achtsam durch den Tag
Ein Fächer mit mehr als 30
alltagstauglichen Übungen

2020, 54 Seiten, Kleinformat,
€ 16,95 / CHF 21.90
ISBN 978-3-8017-3034-5

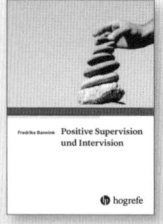

Fredrike P. Bannink
**Positive Supervision
und Intervision**

2017, 237 Seiten,
€ 34,95 / CHF 45.50
ISBN 978-3-8017-2804-5
Auch als eBook erhältlich

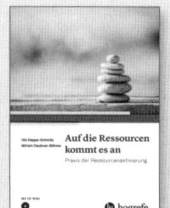

Uta Deppe-Schmitz /
Miriam Deubner-Böhme
**Auf die Ressourcen
kommt es an**
Praxis der
Ressourcenaktivierung

2016, 249 Seiten, inkl. CD-ROM,
€ 34,95 / CHF 45.50
ISBN 978-3-8017-2611-9
Auch als eBook erhältlich

www.hogrefe.com

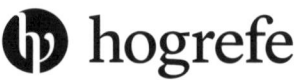